U0341251

实用传染病
放射学词汇

Practical Vocabulary of Infectious Disease Radiology

李宏军　陆普选　主编

清華大學出版社

北京

图书在版编目（CIP）数据

实用传染病放射学词汇 / 李宏军，陆普选主编. —北京：清华大学出版社，
2021.11

ISBN 978-7-302-58541-1

Ⅰ.①实… Ⅱ.①李…②陆… Ⅲ.①传染病学—影象诊断—名词术语
Ⅳ.① R510.4-61

中国版本图书馆 CIP 数据核字（2021）第 132304 号

责任编辑：周婷婷
封面设计：钟 达
责任校对：李建庄
责任印制：曹婉颖

出版发行：清华大学出版社
　　　网　　　址：http://www.tup.com.cn, http://www.wqbook.com
　　　地　　　址：北京清华大学学研大厦A座　　邮　　编：100084
　　　社 总 机：010-62770175　　　　　　　邮　　购：010-62786544
　　　投稿与读者服务：010-62776969, c-service@tup.tsinghua.edu.cn
　　　质量反馈：010-62772015, zhiliang@tup.tsinghua.edu.cn
印 刷 者：小森印刷（北京）有限公司
经　　销：全国新华书店
开　　本：140mm×203mm　　印　张：6.125　　字　数：153千字
版　　次：2021年11月第1版　　　　　　印　次：2021年11月第1次印刷
定　　价：168.00元

产品编号：090084-01

目　录

中文： X 射线解剖学

英文： X-ray anatomy

定义： 运用 X 射线摄影技术研究人体形态结构的解剖学。

中文： 鞍上池

英文： suprasellar cistern

定义： 位于蝶鞍上方，是交叉池、脚间池或桥池在横断位扫描时的共同显影。由于体位和扫描基线不同，CT 图像上可呈五角星和四角星等。

中文： 半卵圆中心

英文： centrum semiovale

定义： 为横断层上大脑半球内呈半卵圆形的白质区，主要由胼胝体的辐射纤维和经内囊的投射纤维等组成，因横断层上呈半卵圆形而得名。因半卵圆中心的纤维主要是髓纤维，故 CT 图像上呈低密度区，MRI T_1WI 上呈高信号区。

中文： 肠系膜

英文： mesentery

定义： 肠系膜是包绕空回肠并将其悬挂于后腹壁的双层腹膜结构，起自第二腰椎左侧，斜向右下到达右骶髂关节前方，长约15 cm。

中文： 胆囊三角

英文： Calot's triangle

定义： 胆囊管、肝总管和肝的脏面围成的三角形区域称"胆囊三角"，三角内常有胆囊动脉通过，因此该三角是胆囊手术中寻找胆囊动脉的标志。

中文： 胆总管

英文： common bile duct

定义： 由肝总管与胆囊管汇合而成，胆总管的长度取决于两者汇合部位的高低，一般长为 4～8 cm，直径 0.6～0.8 cm。

中文： 奥迪括约肌

英文： Oddi sphincter

定义： 在肝胰壶腹周围有肝胰壶腹括约肌包绕，胆总管末端及胰管末端周围亦有少量平滑肌包绕，以上三部分括约肌统称为"奥迪括约肌"。

中文： 第二肝门

英文： secondary porta of liver

定义： 是指在近腔静脉沟处，肝左静脉、肝中静脉及肝右静脉出肝后汇入下腔静脉处。

中文： 肺段

英文： pulmonary segment

定义： 肺叶内依据同名支气管主要分支分部进行的功能区域划分，为尖端朝向肺门，底部朝向肺外周的锥形区域。每个肺叶由 2～5 个肺段组成。

中文： 肺间质

英文： lung mesenchyme

定义： 肺泡细胞基底膜与肺泡毛细血管基底膜之间的潜在腔隙及其中的细胞与结缔组织。

中文： 肺门影

英文： hilar shadow

定义： 是两侧肺动脉、肺静脉、支气管及淋巴组织的投影，主要为肺动脉及肺静脉主要分支的投影。

中文： 肺实质

英文： pulmonary parenchyma

定义： 肺部具有气体交换功能的含气腔隙及结构，包括由肺泡腔和肺泡壁组成的肺泡、肺泡囊、肺泡管、1～3 级呼吸性细支气管及侧通气结构等。

中文： 肺裂

英文： pulmonary fissure

定义： 肺内将各个肺叶分隔开的胸膜，其与 CT 扫描层面平行或层厚较厚时，叶间裂所在区域因为肺泡聚集及终末细支气管、肺动静脉纤细呈均匀低密度透亮影，即表现为无肺纹理区域，又称为"乏血管带"。当其与扫描层面接近垂直或层厚较薄时表现为高密度线状影。

中文： 肺纹理

英文： lung marking

定义： 自肺门向外放射状分布的树枝状阴影。主要由肺动脉及肺静脉投影组成，支气管、淋巴管及少量间质组织投影也参与其形成。正常下肺野纹理较上肺野多而粗，右下肺野肺纹理较

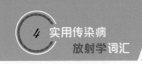
左下肺野多而粗。

中文：副胰管
英文：accessory pancreatic duct
定义：胰头上部的小胰管，与主胰管有交通管相通（90%）引流胰头腹侧的胰液，其开口于十二指肠小乳头，少数可闭合或贯穿胰腺全长。

中文：肝角
英文：hepatic angle
定义：是指肝右侧缘与肝脏脏面所成之角，X 射线上称为肝角。

中文：肝门
英文：porta hepatis
定义：是指肝固有动脉，肝门静脉，肝左、右管出入之处。

中文：肝肾隐窝
英文：hepatorenal recess
定义：又称"莫里森（Morison）隐窝"，是肝右叶脏面和右肾之间潜在的间隙，为仰卧位时腹腔的最低处，是腹膜腔内液体易积聚处。

中文：肝胰壶腹
英文：hepatopancreatic ampulla
定义：又称"法特（Vater）壶腹"，胆总管在十二指肠后内侧壁内与胰管汇合，形成一略膨大的共同管道。

中文：肺小叶
英文：pulmonary lobule

定义：每个细支气管连同其各级分支和肺泡的结构。

中文：肝总管
英文：common hepatic duct
定义：肝左、右管分别由左、右半肝内毛细胆管逐渐汇合而成，出肝门后即合成肝总管。肝总管长约 3 cm，在肝门部横断面呈圆形低密度影，直径为 3～5 cm，位于门静脉主干的前外侧。

中文：肺叶
英文：pulmonary lobe
定义：一个肺叶支气管及其所属肺组织构成的结构，由叶间胸膜分割而成。右肺被斜裂及水平裂分为上、中、下三个肺叶，左肺被斜裂分成上、下两个肺叶。

中文：格列森系统
英文：Glisson system
定义：是指肝脏中，门静脉、肝动脉与胆管三者伴行，共同组成的系统。

中文：哈特曼囊
英文：Hartmann capsule
定义：在胆囊颈的右侧壁有一凸向后下方的小囊朝向十二指肠，称为"哈特曼囊"。胆囊结石常在此处存留。

中文：基底核
英文：basal ganglion
定义：又称"基底节"，位于近大脑半球底部的白质中，是大脑半球深部最大的核团，它由纹状体、屏状核和杏仁核组成。

中文：肋膈角
英文：costophrenic angle
定义：指胸片中，横膈膜上方两侧靠近胸廓边缘处与肋骨内缘围成的锐角形的区域。

中文：脑池
英文：cerebral cistern
定义：蛛网膜下腔局部扩张形成脑池。

中文：脑沟
英文：sulcus
定义：脑回皱褶之间充满脑脊液的腔隙。

中文：脑室
英文：ventricle
定义：位于大脑深部的四个腔，包括成对的侧脑室、第三脑室和第四脑室，它们连接，表面覆盖室管膜，腔中充满脑脊液。

中文：内囊
英文：internal capsule
定义：位于背侧丘脑、尾状核和豆状核之间，有大脑皮质与脑干、脊髓联系的神经纤维通过，通往大脑皮质的运动神经纤维和感觉神经纤维，均经内囊向上呈扇形分布。

中文：脾门
英文：hilum of spleen
定义：是脾的脏面凹陷的中央部。是血管、神经和淋巴管出入之处。

中文： 胼胝体

英文： corpus callosum

定义： 由连合两半球新皮质纤维构成的脑结构。分为嘴、膝、干和压部。

中文： 丘脑

英文： thalamus

定义： 又称"背侧丘脑"（dorsal thalamus），是间脑的最大组成部分。呈前后径长的椭圆形，位于第三脑室的两侧，借丘脑间黏合相连，为全身感觉信息（除视、听觉外）向大脑皮质传递的最后中继站。

中文： 外囊

英文： external capsule

定义： 位于屏状核与壳核之间的薄层白质纤维板，背侧与内囊相连。

中文： 网膜孔

英文： omental foramen

定义： 又称"温斯洛（Winslow）孔"，是网膜囊（小腹膜腔）与大腹膜腔之间的通道，是肝十二指肠韧带与后腹膜壁层之间的孔。

中文： 小叶核心

英文： lobular core

定义： 是由小叶肺动脉及细支气管构成，直径约 1 mm。高分辨率 CT（high resolution CT，HRCT）图像上断面呈小结节影。

中文：小叶间隔

英文：interlobular septum

定义：是指肺小叶周围及中央的纤维结缔组织，内含肺小静脉及小淋巴管。正常小叶间隔表现为胸膜下的均匀线状高密度影，与胸膜垂直；肺中央部的小叶间隔较薄，一般不可见。

中文：小叶实质

英文：intralobular parenchyma

定义：是由肺小叶的肺泡组织构成，正常为含气透亮影。

中文：心膈角

英文：cardiophrenic angle

定义：位于胸腔基底部，纵隔两侧，由心脏、膈肌和胸壁围成。在正常人群中，心膈角通常为脂肪组织填充，但在影像学上亦可以表现为无脂肪。

中文：心胸比例

英文：cardiothoracic ratio

定义：胸片上心脏最大横径（左、右心缘至中线的最大距离之和）与右膈顶水平胸廓内径之比，为评估心脏增大的常用指标。平均正常值为（0.44±0.03），0.5 为正常值的上限。

中文：支气管肺段

英文：bronchopulmonary segment

定义：简称"肺段"（S），是每一个肺段支气管及其分支分布区域肺组织的总称，无论是形态上还是功能上都可作为一个相对独立的单位。每一肺段均呈圆锥形，尖伸向肺。

中文： 直肠膀胱陷凹

英文： rectovesical pouch

定义： 盆腔内膀胱与直肠之间的腹膜凹陷。凹底距肛门约 7.5 cm，为男性站立位时腹膜腔的最低处。

中文： 直肠子宫陷凹

英文： rectouterine pouch

定义： 又称"道格拉斯（Douglas）腔"，直肠与子宫间形成的较深的间隙。

中文： 蛛网膜下腔

英文： subarachnoid space，SAS

定义： 蛛网膜与软脑膜之间的间隙。

中文： 主胰管

英文： main pancreatic duct

定义： 起自胰尾，向右横贯胰的全长，沿途收集许多叶间导管，是主要的胰液引流管道。分头、体、尾三部。头部最粗，至尾端逐渐变细，轮廓光滑。

中文： 最外囊

英文： extreme capsule

定义： 位于屏状核与脑岛皮质之间的薄层白质，与岛盖部白质相融合。

（刘荣志　李　莉　许建荣）

第 2 章

大数据与人工智能

中文： 半监督学习

英文： semi-supervised learning

定义： 学习器自行利用少量的具有标记信息的样本和大量没有标记的样本进行学习的框架。

中文： 半自动标注

英文： semi-automatic annotation

定义： 使用人工结合自动化工具的方式进行数据标注。

中文： 标注工具

英文： annotation tool

定义： 用于辅助标注 / 仲裁人员产生标注结果的一系列软件 / 硬件工具。

中文： 标注规则

英文： annotation instruction

定义： 数据需求方用于明确标注任务和标注数据的操作规范，应包含标注对象定义、所用标注工具和标注平台、标注格式、标注前的准备工作、标注后的处理工作等。

中文： 标注流程

英文： annotation process

定义： 产生标注结果需要遵循的步骤。

注释： 通常包含依次标注和独立标注两种流程，依次标注流程：首先由第一标注人员进行标注，然后其标注结果交由第二标注人员进行审核，如第二标注人员认可该结果，则该结果成为最终的标注结果，否则交由仲裁人员通过仲裁方式决定最终的标注结果。独立标注流程：若干名标注人员独立对原始数据进行标注，然后将各自的标注结果通过仲裁方式产生最终的标注结果。

中文： 标注平台
英文： annotation platform
定义： 开展标注任务的信息管理系统。

中文： 病变定位
英文： lesion localization
定义： 算法检出病变位置并正确标识出参考标准确定的病变位置。

中文： 病变定位率
英文： lesion localization fraction
定义： 病变定位数量占由参考标准确定的全体病变数量的比例，也称为召回率。

中文： 病例对照研究
英文： case-control study
定义： 比较疾病或事件相关病例组和对照组在相关因素或防治措施方面的差异，确定上述因素或措施与疾病或事件间的关联程度与发生频率的一种回顾性研究。

中文： 测试集

英文： testing set

定义： 用来测试学习器模型性能的样本集合，类标记对学习器来说未知。

中文： 大数据

英文： big data

定义： 具有体量巨大、来源多样、生成极快、多变等特征，并且难以用传统数据体系结构有效处理的包含大量数据集的数据。

中文： 放射基因组学

英文： radiogenomics

定义： 2003 年鲍曼（Baumann）等首次提出了放射基因组学概念，期望通过研究肿瘤组织及瘤周正常组织对放射治疗的敏感性，定性和定量地表明其与遗传基因的关系，并最终建立一个可以应用于临床的强大预测分析体系。

中文： 非病变定位

英文： non-lesion localization

定义： 算法检出病变位置未能正确标识出参考标准确定的病变所在位置。

中文： 非病变定位率

英文： non-lesion localization fraction

定义： 非病变定位数量占全体病例数量的比例，非病变定位率可以大于 1。也称为平均假阳性个数。

中文： 分割区域

英文： segmentation region

定义： 在影像评价中，人工智能医疗器械从原始数据中划分出的若干个包含特定类别目标的最小数据子集（子集元素为像素、体素等）。

中文： 概念
英文： concept
定义： 是人类在认识过程中，从感性认识上升到理性认识，把所感知的事物的共同本质特点抽象出来，加以概括，是自我认知意识的一种表达，形成概念式思维惯性。概念是在人类所认知的思维体系中最基本的构筑单位。

中文： 观察性研究
英文： observational study
定义： 是指在自然状态下对研究对象的特征进行观察、记录，并对结果进行描述和对比分析。

中文： 过拟合
英文： overfitting
定义： 学习器对训练样本过度学习，导致训练样本中不具有普遍性的模式被学习器当作一般规律，降低了泛化性能；典型表现是训练集上的性能越高，测试集上的性能越低。

中文： 横断面研究
英文： cross-sectional study
定义： 是通过对特定时点（或期间）和特定范围内人群中的有关变量因素与疾病或健康状况关系的描述。横断面研究可以发现疾病和有关变量的关联关系，但是不能得出因果关系结论。

中文： 机器翻译

英文： machine translation，MT

定义： 又称"自动翻译"，是利用计算机将一种自然语言（源语言）转换为另一种自然语言（目标语言）的过程。

中文： 机器学习

英文： machine learning，ML

定义： 是一门多领域交叉学科，涉及概率论、统计学、逼近论、凸分析、算法复杂度理论等多门学科。专门研究计算机怎样模拟或实现人类的学习行为，以获取新的知识或技能，重新组织已有的知识结构使之不断改善自身的性能。机器学习是人工智能的核心，是使计算机具有智能的根本途径。

中文： 基因组

英文： genome

定义： 是指生物体内遗传信息的集合，是特定物种的某个细胞内全部 DNA 分子的总和。

中文： 基因组学

英文： genomics

定义： 是对生物体所有基因进行集体表征、定量研究及不同基因组比较研究的一门交叉生物学学科。

注释： 是美国遗传学家托马斯·H. 罗德里克（Thomas H. Roderick）在 1986 年提出的。

中文： 假阳性率

英文： false positive rate

定义： 假阳性病例数量（阴性病例中包含非病变定位）占全部阴性病例数量的比例。

中文：假阳性

英文：false positive，FP

定义：被算法判为阳性的阴性样本。

中文：假阴性

英文：false negative，FN

定义：被算法判为阴性的阳性样本。

中文：监督学习

英文：supervised learning

定义：获得的知识的正确性通过来自外部知识源的反馈加以测试的学习策略。

中文：交叉验证

英文：cross-validation

定义：一种利用已知数据集获取学习器最优参数，以期望在未知数据集上获得最佳泛化性能。常见的有留一法和 K 重交叉验证法。

中文：精确度

英文：precision

定义：真阳性样本占被算法判为阳性样本的比例。

中文：灵敏度

英文：sensitivity

定义：真阳性样本占全体阳性样本的比例。

中文：特异度

英文：specificity

定义：真阴性病例占全体阴性病例的比例。

中文：精准医疗
英文：precision medicine，PM
定义：以个体化医疗为基础，随着基因组测序技术快速进步及
生物信息与大数据科学的交叉应用而发展起来的新型医学概念
与医疗模式。

中文：卷积神经网络
英文：convolutional neural networks
定义：是包含卷积计算且具有深度结构的前馈神经网络，是深
度学习的代表算法之一。卷积神经网络具有表征学习能力，能
够按其阶层结构对输入信息进行平移不变分类。

中文：类脑智能
英文：brain-like intelligence
定义：是受大脑神经运行机制和认知行为机制启发，以计算建
模为手段，通过软硬件协同实现的机器智能。

中文：联邦机器学习
英文：federated machine learning
定义：一种多方协同建立模型的机器学习框架，各个数据源方进
行数据预处理，共同建立其学习模型，并将输出结果反馈给用户。

中文：目标区域
英文：target region
定义：在影像评价中，根据参考标准从原始数据中划分出的若
干个包含特定类别目标的最小数据子集（子集元素为像素、体
素等）。

中文：迁移学习

英文：transfer learning

定义：利用一个学习领域 A 上有关学习问题 T（A）的知识，改进学习领域 B 上相关学习问题 T（B）的学习算法的性能。

中文：欠拟合

英文：underfitting

定义：学习器对训练样本学习不充分，导致训练样本中包含的重要模式没有被学习器获取，降低了泛化性能；典型表现是训练集上的性能可以继续提高，测试集上的性能同时得以提高。

中文：强化学习

英文：reinforcement learning

定义：由责任认定改进的学习。

中文：缺失数据

英文：missing data

定义：按照研究方案要求收集但未观测到的数据。

中文：人工智能

英文：artificial intelligence，AI

定义：表现出与人类智能（如推理和学习）相关的各种功能的功能单元的能力。

中文：人工智能系统公平性

英文：AI system fairness

定义：人工智能系统做出不涉及喜好和偏袒决策的性质。

中文：弱监督学习

英文：weakly supervised learning

定义：一种学习策略，通过使用有噪声的、有限的、不精确的外部信息源进行机器学习。该方法减少了对标注数据质量和数量的要求。

中文：深度学习

英文：deep learning

定义：是机器学习的分支，是一种以人工神经网络为架构，对资料进行表征学习的算法。其动机在于建立模拟人脑进行分析学习的神经网络，模仿人脑的机制来解释数据，例如图像、声音和文本。

中文：神经网络

英文：neural network

定义：由加权链路且权值可调整连接的基本处理元素的网络，通过把非线性函数作用到其输入值，使每个单元产生一个值，并把它传送给其他单元或把它表示成输出值。

中文：受试者操作特征曲线（ROC 曲线）

英文：receiver operating characteristic curve（ROC curve）

定义：通过在一组预设的阈值下计算人工智能算法在测试集上的灵敏度以及特异度从而产生一组（1－特异度，灵敏度）操作点，将操作点依次连接形成受试者操作特征曲线。

中文：数据

英文：data

定义：信息的可再解释的形式化表示，以适用于通信、解释或处理。

中文：数据标注
英文：data annotation
定义：对数据进行分析，建立参考标准的过程。

中文：数据采集
英文：data acquisition
定义：数据由生成装置按照数据采集规范生成，以数字化格式
存储并传输到目标系统的过程。

中文：数据集
英文：data set
定义：数据记录汇聚的数据形式。

中文：数据科学
英文：data science
定义：根据原始数据，经过整个数据生存周期过程，凭借经验
合成用于行动的知识的一种科学。

中文：数据清洗
英文：data cleaning
定义：检测和修正数据集合中错误数据项以及对数据进行平滑
处理等操作的数据预处理过程。

中文：随机森林
英文：random forest，RF
定义：是一个包含多个决策树的分类器，并且其输出的类别由
个别树输出类别的种数而定。

中文： 图像分割

英文： image segmentation

定义： 把图像分成若干个特定的、具有独特性质的区域，并提出感兴趣目标的技术和过程。它是由图像处理到图像分析的关键步骤。

中文： 纹理分析

英文： texture analysis

定义： 是用纹理特征来分析组织器官发生病变时其形态特征或功能特征相对于正常组织的改变。

中文： 无监督学习

英文： unsupervised learning

定义： 一种学习策略，它在于观察并分析不同的实体及确定某些子集能分组到一定的类别里，而无须在获得的知识上通过来自外部知识源的反馈，以实现任何正确性测试。

中文： 自监督学习

英文： self-supervised learning

定义： 一种学习策略，通过基于数据本身设计和建立的各种标记信息来对数据本身的特征、特性进行学习，进而把学习到的数据特征网络作为主干网络迁移到对目标任务的学习中。

中文： 循环神经网络

英文： recurrent neural network

定义： 是一类以序列数据为输入，在序列的演进方向进行递归，且所有节点（循环单元）按链式连接的递归神经网络。

中文： 训练集

英文： training set

定义：用于训练人工智能算法的数据集，类标记对算法来说已知。

中文：训练

英文：training

定义：基于机器学习算法，利用训练数据建立或改进机器学习模型参数的过程。

中文：阳性样本

英文：positive sample

定义：由参考标准确定为带有某一特定特征的样本。

中文：阳性预测值

英文：positive prediction value，PPV

定义：病变定位数量占由算法确定的全体病变数量的比例。

中文：医疗大数据

英文：medical big data

定义：是指与健康医疗相关，满足大数据基本特征的数据集合。

中文：医疗云

英文：medical cloud

定义：是指在云计算、移动技术、多媒体、通信技术、大数据，以及物联网等新技术基础上，结合医疗技术，使用云计算来创建医疗健康服务云平台，实现医疗资源的共享和医疗范围的扩大。

中文：医学人工智能

英文：medical artificial intelligence

定义：是医学和人工智能的交叉领域，主要研究人工智能相关的医学基础、医学知识表示、医学知识获取和医学知识应用的科学。

中文：医学数据处理
英文：medical data processing
定义：是对医学数据的采集、存储、检索、加工、变换和传输，是对数据进行分析和加工的技术过程，包括对各种原始数据的整理、分析、计算、编辑等的加工和处理。

中文：医学图像处理
英文：medical image processing
定义：是一门综合数学、计算机科学、医学影像学等多个学科的交叉科学，是利用数学的方法和计算机这一现代化的信息处理工具，对由不同的医学影像设备产生的图像按照实际需要进行处理和加工的技术。

中文：医学图像分割
英文：medical image segmentation
定义：一种医学图像处理方法，根据临床治疗或研究需求把医学图像分成若干个特定的、具有独特性质的区域，并提取出图像中包括器官、病灶等感兴趣目标的技术和过程。

中文：医学图像分类
英文：medical image classification
定义：一种医学图像处理方法，根据医学图像信息中所反映的不同特征，对不同类别的医学图像进行分类。

中文：医学图像分析
英文：medical image analysis，MIA

定义：是综合医学影像、数学建模、数字图像处理与分析、人工智能和数值算法等学科的交叉领域，是利用计算机对医学图像进行自动处理、特征抽取和分类等的技术。

中文：医学图像模态转换
英文：medical imaging modality transformation
定义：一种医学图像处理方法，从一种影像模态转换到另一种影像模态。

中文：医学图像目标检测
英文：medical image object detection
定义：一种医学图像处理方法，从医学图像中找出包括病灶、器官、组织等在内的感兴趣的目标，并确定其位置和类别。

中文：医学图像配准
英文：medical image registration
定义：一种医学图像处理方法，将不同时间、空间、模态采集的医学图像通过算法映射到另一个坐标系的过程。

中文：医学自然语言处理
英文：medical natural language processing
定义：是自然语言处理与医学的交叉，其目的在于使计算机能够提取医生对患者的健康及治疗过程中的书面描述中所具有的丰富含义，并从专业的角度识别和理解信息。

中文：影像组学
英文：radiomics
定义：又称"放射组学"，最早由兰宾（Lambin）等在 2012 年提出，其强调的深层次含义是指从影像（CT、MRI、PET 等）

中高通量地提取大量影像信息，实现肿瘤分割、特征提取与模型建立，凭借对海量影像数据信息进行更深层次的挖掘、预测和分析来辅助医生做出最准确的诊断。影像组学可直观地理解为将视觉影像信息转化为深层次的特征来进行量化研究。

中文：召回率（查全率）
英文：recall
定义：分割区域与目标区域的交集占目标区域的比例。

中文：真阳性
英文：true positive，TP
定义：被算法判为阳性的阳性样本。

中文：真阴性
英文：true negative，TN
定义：被算法判为阴性的阴性样本。

中文：准确率
英文：accuracy
定义：算法诊断正确的样本占全体样本的比例。

中文：支持向量机
英文：support vector machine，SVM
定义：是一类按监督学习方式对数据进行二元分类的广义线性分类器，它的基本模型是定义在特征空间上的间隔最大的线性分类器。

中文：智慧医疗
英文：wise information technology of medicine，WIT MED
定义：是通过打造健康档案区域医疗信息平台，利用最先进的物联网技术，实现患者与医务人员、医疗机构、医疗设备之间的互动，逐步达到信息化。

中文：Kappa 系数
英文：Kappa coefficient
定义：用于评价人工智能诊断与参考标准诊断结果的一致性的指标。

中文：参考标准
英文：reference standard
定义：诊断和治疗过程或基于标注过程建立的基准。参考标准可包含疾病、生理状态或生理异常以及位置和程度等信息标签。

中文：患者决策辅助系统
英文：patient decision assistant system
定义：向患者提供辅助决策建议、由非医务人员使用的知识管理系统，结果仅供参考。

中文：计算机辅助医学分诊系统
英文：computer-aided triage system
定义：自动分析医学数据、给出初始解释和鉴别分类、辅助医务人员确定患者优先级和（或）就诊科室的计算系统。

中文：计算机辅助医学识别系统
英文：computer-aided detection system
定义：具备模式识别、数据分析能力，通过识别、标记、强调或其他方式直接提醒医务人员注意医学影像或医疗器械数据的可能异常情况的计算系统。

中文：计算机辅助医学诊断系统

英文：computer-aided diagnosis system

定义：通过人的症状或迹象判断疾病或生理状态、辅助医务人员进行决策的计算系统。

中文：金标准

英文：gold standard

定义：临床诊断和治疗可依据的最佳测试结果。

中文：智能医学

英文：intelligent medicine

定义：是人工智能、大数据、虚拟现实、增强现实、移动互联网、物联网等技术与医学交叉融合的学科。

中文：主动学习

英文：active learning

定义：学习过程中由学习器挑选未标记样本，并请求外界提供标记信息，其目标是使用尽可能少的查询来取得好的学习性能。

中文：专家系统

英文：expert system，ES

定义：一类具有专门知识和经验的计算机系统。采用知识表示和知识推理技术来模拟通常由领域专家才能解决的复杂问题，在领域常规问题上可达到具有与领域专家同等解决问题能力的水平，因此能辅助人类专家工作。通常由知识库、推理机、工作存储器、用户接口、推理解释等模块构成。

（李　莉　施裕新　李世杰　许建荣）

中文：传染病放射学

英文：infectious radiology

定义：研究由传染病不同病原体导致机体所发生的相关性疾病，以临床分期与病原、病理为基础的影像学表现特征和规律的科学。

中文：艾滋病影像学

英文：AIDS imaging

定义：研究由于 AIDS 患者在免疫力低下或免疫缺陷情况下所发生的不同病原体机会性感染和肿瘤疾病，以临床分期与病原、病理为基础的影像学表现特征和规律的科学。

中文：刀切征

英文：knife-cut sign

定义：病灶与豆状核之间界限清楚，凸面向外，如刀切状，可见于病毒性脑炎。

中文：蝶翼征

英文：butterfly sign

定义：以双侧肺门为中心对称分布的大片状阴影，肺门区密度较高，边缘模糊，外带正常，形如蝶翼，称为蝶翼征。多见于肺泡性肺水肿。

中文： 反晕征

英文： reversed halo sign

定义： 病灶中心呈磨玻璃样密度影，周围表现为环状或新月形高密度条带。见于机化性肺炎、肺孢子菌肺炎、肉芽肿性血管炎等。

中文： 肺不张

英文： atelectasis

定义： 指由于支气管异物、炎症或肿瘤引起的全肺或部分肺膨胀不良。按累及范围可分为一侧性肺不张、肺叶不张、肺段不张和肺小叶不张。

中文： 蜂窝肺

英文： honeycomb lung

定义： 又称"囊性肺"，指肺组织被破坏并发生纤维化，内含大量厚壁的囊状气腔，为多种肺疾病的终末期表现，肺腺泡结构全部丧失。囊腔直径从几毫米到几厘米不等，壁厚薄不一，内衬化生的支气管上皮。影像学表现主要为蜂窝征。

中文： 蜂窝征

英文： honeycomb sign

定义： 指 CT 上病变由多个密集的泡状、囊状低密度腔聚集在一起，宛如蜂窝状或蜂巢样。见于多种肺部疾病，如特发性肺间质纤维化。

中文： 肺大疱

英文： pulmonary bulla

定义： 由于肺泡过度膨胀和随之产生的肺泡壁毛细血管受压引起的血液供应障碍或并存的感染，使肺泡壁破裂而融合成肺大疱。

中文： 肺动脉高压征

英文： pulmonary artery hypertension sign

定义： 肺血管纹理近肺门处增粗（右下肺动脉横径超过 15 mm），而外围分支减少，为肺动脉高压征，亦称"残根征"。

中文： 肺气肿

英文： pulmonary emphysema

定义： 指肺组织内气体过度膨胀的状态，可分为局限性阻塞性肺气肿和弥漫性阻塞性肺气肿。常见于支气管异物、肿瘤或慢性支气管炎等。

中文： 肺实变

英文： lung consolidation

定义： X 射线表现为大片状均匀的致密阴影，形态与肺叶的轮廓相符合。见于各种肺炎、肺结核、肺水肿、肺出血或肿瘤等。

中文： 肺水肿

英文： pulmonary edema

定义： 过多的液体从肺血管内向血管外转移，引起间质和肺泡腔内的液体含量增多。可分为间质性肺水肿和肺泡性肺水肿。

中文： 腹膜腔

英文： peritoneal cavity

定义： 被腹膜包围的空间。脏腹膜与壁腹膜互相延续、移行，共同围成不规则的潜在性腔隙，称为"腹膜腔"。分为大腹膜腔和位于胃后面的小腹膜腔（网膜囊）两部分。两个腹膜腔通过网膜孔连接。

中文： 感染与炎症放射学

英文： radiology of infection and inflammation

定义： 研究人体各系统、器官组织发生感染与炎症病理生理变化的影像学特征与规律的科学。

中文： 感染与炎症相关肿瘤放射学

英文： infection and inflammation related radiology oncology

定义： 研究人体各系统、器官组织由于慢性感染与炎症所发生的肿瘤影像学特征和规律的科学。

中文： 骨质硬化 / 骨质增生

英文： osteosclerosis/hyperosteosis

定义： 是单位体积内骨量增多。通过成骨细胞活动形成骨或软骨内成骨。X 射线表现为骨量增多，骨密度增高，新生骨小梁细密。

中文： 间隔线

英文： septal line/Kerley line

定义： 小叶间隔内有液体或纤维组织增生，增厚的小叶间隔称为"间隔线"。多见于肺间质水肿、肺静脉高压，可表现为克利（Kerley）A 线、Kerley B 线和 Kerley C 线。

中文： 间质性脑水肿

英文： interstitial brain edema

定义： 是由于脑脊液生成增加和（或）回流通路受阻，在脑室内积聚过多，使脑室内压升高以至脑室管膜通透性增加甚至破裂溢入间质引起间质性脑水肿，常分布于侧脑室周围的脑白质内。

中文：结节

英文：nodule

定义：影像学表现为直径≤3 cm 的局灶性、类圆形、密度增高的肺部阴影，可为孤立性或多发性。常见于肺癌、肺良性肿瘤或炎性增殖灶。

中文：空洞

英文：cavity

定义：为肺内病变组织发生坏死并经引流支气管排出后所形成。空洞壁可为坏死组织、肉芽组织、纤维组织或肿瘤组织，多见于肺结核、肺癌和真菌病等。根据洞壁的厚度可分为厚壁空洞与薄壁空洞，前者的洞壁厚度≥3 mm，后者的洞壁厚度＜3 mm。

中文：空气支气管征

英文：air bronchogram

定义：又称"支气管气像"，由于病变肺组织与含气的支气管相衬托，其内可见透亮的支气管影，称为"空气支气管征"。常见于大叶性肺炎实变期、淋巴瘤、细支气管肺泡癌等。

中文：空腔

英文：air-containing space

定义：是肺内生理腔隙的病理性扩大，如肺大疱、含气肺囊肿及肺气囊等都属于空腔。

中文：马赛克征

英文：mosaic sign

定义：肺密度增高区和密度减低区夹杂相间呈不规则的补丁状或地图状。

中文：磨玻璃样密度影

英文：ground-glass opacity，GGO

定义：肺内密度增高的模糊影，不掩盖肺纹理。反映微小间质增厚或气腔病变，病理改变为肺泡腔内渗液、肺泡壁肿胀或肺泡间隔的炎症。常见于肺水肿肺泡炎和特发性间质性肺炎等。

中文：脑积水

英文：hydrocephalus

定义：各种原因所致的脑脊液分泌过多、循环或吸收障碍而导致颅内脑脊液量增加的症状。表现为脑室系统扩大和（或）蛛网膜下腔扩大。病因以脑脊液循环通路梗阻和吸收障碍较多见，分泌过多者少见。

中文：脑膜炎

英文：meningitis

定义：软脑膜、蛛网膜和脑脊液的急性和慢性炎性浸润。临床主要表现为发热、头痛、呕吐、意识障碍及颈项强直等脑膜刺激征。

中文：脑脓肿

英文：brain abscess

定义：脑实质的局灶性化脓性感染，常为细菌所致，真菌或寄生虫少见。

中文：脑软化

英文：brain softening

定义：指脑组织坏死后，分解液化的过程，即液化坏死。多见于脑梗死和脑出血晚期。

中文：脑萎缩
英文：brain atrophy
定义：各种原因引起的脑体积缩小、脑重量减轻、脑回变窄、脑沟增宽增深、脑室和蛛网膜下腔扩大的病理现象。

中文：脑肿胀
英文：brain swelling
定义：主要表现为局部或弥漫性脑回增粗、脑沟变浅或闭塞的征象。

中文：葡萄串状
英文：grape cluster-like
定义：囊状支气管扩张时支气管远端呈囊状膨大，成簇的囊状扩张，成葡萄串状。

中文：气胸
英文：pneumothorax
定义：是指气体进入胸膜腔，造成积气状态。其原因可能为肺部疾病、胸壁穿通伤、胸部手术和胸腔穿刺等。

中文：碎石路征
英文：crazy paving pattern
定义：又称"铺路石征"，CT 上磨玻璃样密度影内如果出现较为广泛的网状影则形成碎石路征。

中文：细胞毒性水肿
英文：cytotoxic edema
定义：各种原因导致的细胞能量代谢障碍引起的细胞肿胀，在灰质中更显著。

中文：胸腔积液

英文：pleural effusion

定义：任何原因导致胸膜腔内液体产生增多或吸收减少，即可产生胸腔积液。胸片上少量胸腔积液仅表现为肋膈角变钝，中等以上的积液表现为外高内低的弧形高密度影掩盖部分肺野，大量时可将纵隔推向健侧，CT 和 MRI 对少量积液更敏感。

中文：血管源性水肿

英文：vasogenic edema

定义：血 - 脑脊液屏障损害的结果，主要发生在脑白质，呈手指状分布，常见于脑肿瘤、出血、炎性病变及脑外伤等。脑水肿以结合水增多为主，自由水增多为辅，在 T_1WI 上表现为低信号，T_2WI 上为高信号。

中文：液气胸

英文：hydropneumothorax

定义：指胸膜腔内同时有气体和液体进入，常见原因包括胸部外伤或手术、支气管胸膜瘘等。X 射线与 CT 表现为气 - 液平面横贯患侧胸腔，内侧为受压萎陷的肺组织。

中文：印戒征

英文：signet ring sign

定义：当扩张的支气管走行与 CT 平面垂直时表现为厚壁的圆形透亮影，此时扩张的支气管与伴行的肺动脉共同表现为印戒状，称为"印戒征"。常见于支气管扩张。

中文：占位效应

英文：mass effect

定义：正常组织被异常组织替代所形成的局限性病灶，其导致周围邻近组织结构的改变。

中文：指状征

英文：finger sign

定义：又称"指套征"，扩张的支气管内为黏液所充盈时，表现为与血管伴行而粗于血管的柱状或结节状高密度影，类似指状。

（李宏军　吕　珂　夏　爽　张建平）

第 4 章

X 射线基本概念

中文：计算机 X 射线

英文：computed radiography，CR

定义：以成像板为载体，经 X 射线曝光及信息读出处理后形成数字影像的一种 X 射线摄影技术。

中文：散射线

英文：scattered ray

定义：X 射线与物体作用时，原射线与物质的原子、原子外层电子或自由电子碰撞后改变方向的射线。

中文：最大管电流

英文：maximum limitation of tube current

定义：在某一管电压和某一曝光时间条件下，X 射线管所允许的最大电流。

（郭　辉　许建荣）

第 5 章
CT 基本概念

中文：计算机体层成像

英文：computed tomography，CT

定义：利用精确准直的成像媒介（如 X 射线、γ 射线、超声波等）与高灵敏度的探测器，围绕人体的某一部位采集数据，并根据需要重建出断面影像的一种成像方法。根据照射源不同可分为 X 射线计算机体层成像、γ 射线计算机体层成像和超声计算机体层成像等。

中文：部分容积效应

英文：partial volume effect

定义：同一体素内若含有两种以上不同密度的组织，其 CT 值实际为各种组织 CT 值的平均数，不能如实反映其中任何一种物质的真实 CT 值的现象。

中文：窗技术

英文：window technology

定义：调节数字影像灰阶亮度的一种技术。窗宽和窗位的不同组合可以使影像中不同区域显示清晰。

中文：重组

英文：reformation

定义：利用已获得的断面影像，通过后处理得到不同方位断面影像或三维影像的处理技术。

中文：重建

英文：reconstruction

定义：影像原始数据经计算机处理而得到显示数据的过程。

中文：定量 CT

英文：quantitative CT

定义：利用计算机体层成像来测定某一感兴趣区内特殊组织的某一化学成分含量的方法。

中文：螺旋 CT

英文：spiral CT

定义：X 射线管和探测器围绕被检者连续旋转，检查床以一定的速度纵向连续移动，X 射线连续曝光并采集数据，扫描轨迹呈螺旋状的计算机体层成像扫描装置。

中文：能谱曲线

英文：spectral curve

定义：物质或结构的衰减（CT 值）随 X 射线能量变化的曲线。

中文：平扫

英文：plain scan

定义：又称"常规扫描"，按照定位像所定义的扫描范围，不注射对比剂的一种扫描方法。

中文：时相

英文：time phase

定义：计算机体层成像增强扫描中采集到的对比剂在兴趣结构通过的期相。传统上是以动脉期、实质期和静脉期为标志。

中文：虚拟平扫

英文：virtual plain scan

定义：根据水（碘）分离获得的水密度图，水密度图不含碘物质，可以代替平扫影像，减少计算机体层成像增强扫描时的曝光剂量，优化扫描方案的成像技术。

中文：增强扫描

英文：enhanced scan

定义：用人工的方法经静脉血管将对比剂注入体内，在适当时机进行扫描的一种扫描方法。

中文：双源 CT

英文：dual source CT，DSCT

定义：通过两套 X 射线球管系统和两套探测器系统同时采集人体图像的多层螺旋 CT 扫描设备。两套系统互相垂直设置，可同步或单独运行。

中文：能谱 CT

英文：spectral CT

定义：在 CT 扫描中，发射两种能量的 X 射线采集同一层面的影像信息，然后利用物质在不同 X 射线能量下产生不同的吸收来提供比常规 CT 更多的影像信息的 CT。

中文：CT 血管成像

英文：CT angiography，CTA

定义：采用静脉团注入含碘对比剂，当靶区血管对比剂浓度达到峰值时，利用多层螺旋 CT 进行快速薄层容积扫描，再利用 CT 血管成像软件，根据需要进行多平面及三维重组获得血管影像的方法。

中文: CT 灌注成像

英文: CT perfusion imaging

定义: 在静脉快速团注对比剂的同时,对感兴趣区层面进行重复快速 CT 扫描,获得感兴趣区的时间密度曲线,并通过不同的数学模型(非去卷积或去卷积模型)计算出扫描层面的灌注成像参数并用伪彩显示的方法。

中文: CT 尿路成像

英文: CT urography,CTU

定义: 静脉注射对比剂后,利用肾脏的排泄功能,经适时的延迟后,对比剂排泄并充盈尿路时行多层螺旋 CT 扫描,经影像后处理生成二维或三维尿路成像的 CT 检查方法。

中文: CT 结肠成像

英文: CT colonography,CTC

定义: 又称"CT 仿真结肠镜"(CT virtual colonoscopy,CTVC),在对结肠进行彻底肠道清洁、充气和平滑肌松弛后,利用多层螺旋 CT 进行快速容积式扫描,然后将采集的数据经计算机工作站后处理重建出结肠的二维和三维影像。

中文: 低剂量计算机体层摄影

英文: low-dose computed tomography,LDCT

定义: 是指通过优化扫描参数,改变管电流、管电压和螺距等来降低辐射剂量,LDCT 的平均辐射剂量为 0.61～1.50 mSv。

注释: 目前 LDCT 被推荐用于高危人群的肺癌筛查。

中文: 像素

英文: pixel

定义: 构成 CT 图像的最小单元称为"像素"。像素是一个二维

的概念，像素显示的信息实际上代表了相对应的体素内信息量
的平均值。

中文： 体素
英文： voxel
定义： 是指像素所对应的体积单位。体素是一个三维的概念，
在 CT 成像中，扫描采用的层面厚度就是体素的高度（体素 *z*
轴的长度）。

中文： CT 值
英文： CT number
定义： CT 扫描之所以能在图像上区别不同物质，是由于各种
物质具有不同的 X 射线衰减系数，CT 值是 CT 图像中各组织 X
射线衰减系数的标定单位，以亨氏单位（Hounsfield unit，Hu）
表示，某物质的 CT 值＝1000×（物质的衰减系数－水衰减系
数）/ 水衰减系数。

中文： 窗宽
英文： window width，WW
定义： 是 CT 图像上 16 个灰阶所显示的 CT 值范围，在此范围
内的组织结构按其密度高低从白到黑分为 16 个等级（灰阶）。
选择的 CT 值范围之上和之下的组织在 CT 上则仅显示为白色
和黑色，不参与信息显示。

中文： 窗位
英文： window level，WL
定义： 是窗所包含的 CT 值的中心位置，每一幅 CT 图像所显
示的 CT 值范围都等于窗位 ±1/2 窗宽。通常窗位的设置是选
择扫描部位要观察的组织的 CT 值。

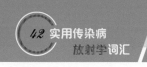

中文：伪影

英文：artifact

定义：是指由于设备或患者原因所造成的图像中组织结构被错误传递，带来图像与实际情况不符的现象。

（刘晶哲）

中文：磁共振成像

英文：magnetic resonance imaging，MRI

定义：利用生物体内特定原子核在磁场中所表现出的磁共振现象而产生信号，经空间编码、重建而获得影像的一种成像技术。

中文：弛豫

英文：relaxation

定义：原子核系的磁化强度从射频脉冲停止的非平衡状态恢复到平衡状态的过程。是一个释放能量的过程。

中文：弛豫时间

英文：relaxation time

定义：在磁共振成像中，射频脉冲激励停止后，磁化矢量恢复至平衡态所需的时间。

中文：纵向弛豫时间 / 自旋 - 晶格弛豫时间

英文：longitudinal relaxation time/spin-lattice relaxation time

定义：纵向磁化矢量由零恢复至其最大值的 63% 所需的时间。表征纵向磁化矢量恢复到平衡状态快慢的特征量。记为 T_1。

中文：自旋回波序列

英文：spin echo，SE

定义：以 90° 射频脉冲激励开始，后续施以 180° 相位重聚脉冲并获得回波信号的脉冲序列。是磁共振成像中最基本的脉冲序列。

中文：反转恢复序列

英文：inversion recovery sequence

定义：先行施加一个 180° 的反转脉冲，然后延迟一定时间后再依次施加 90° 激励脉冲和 180° 重聚脉冲，并采集回波信号的脉冲序列。为保证在下一次 180° 反转脉冲前各组织的纵向磁化矢量有足够的恢复程度，反转恢复序列一般要求有足够长的重复时间（TR），一般为反转时间（TI）的 4 倍。

中文：磁共振饱和成像

英文：magnetic resonance saturation imaging

定义：在磁共振成像中，采用一些特殊的技术方法使某一区域或某种组织的信号减弱或消失，从而更突出显示目标区及进行某种组织量化分析的磁共振成像技术。

中文：磁化传递对比

英文：magnetization transfer contrast，MTC

定义：由磁化传递技术产生的影像对比。

中文：磁共振水成像

英文：magnetic resonance hydrography，MRH

定义：利用磁共振成像原理，采用重 T_2 加权技术，使实质性组织和流动液体呈低信号，而静态或流动极缓慢的液体呈高信号而独立成像的一种成像技术。

中文：磁共振血管成像

英文：magnetic resonance angiography，MRA

定义：根据血液的物理、生化特性，结合恰当的脉冲序列和相关技术，使用或不使用顺磁性对比剂，使血流以高信号或低信号方式突显，血管结构与周围组织（背景组织）产生最大的影像对比度的一种非创伤性血管成像技术。根据是否使用顺磁性对比剂可分为非对比增强磁共振血管成像和对比增强磁共振血管成像两类。

中文：T_1 加权成像
英文：T_1 weighted imaging，T_1WI
定义：反映组织纵向弛豫差别的磁共振成像方式。磁共振图像对比度主要受组织 T_1 值的影响，可清楚地显示解剖结构。

中文：T_2 加权成像
英文：T_2 weighted imaging，T_2WI
定义：反映组织横向弛豫差别的磁共振成像方式。磁共振成像图像对比度主要受组织 T_2 值的影响，可清楚地显示病变情况。
注释：组织的 T_1 越短，恢复越快，信号就越强；组织的 T_1 越长，恢复越慢，信号就越弱；组织的 T_2 越长，恢复越慢，信号就越强；组织的 T_2 越短，恢复越快，信号就越弱。

中文：弥散加权成像
英文：diffusion weighted imaging，DWI
定义：通过施加 2 个或以上不同的弥散敏感度（b 值）的梯度，获得弥散敏感梯度方向上水分子的表观弥散系数（apparent diffusion coefficient，ADC），以反映水分子各向同性弥散运动能力的磁共振成像方法。

中文：弥散张量成像
英文：diffusion tensor imaging，DTI

定义：在弥散加权成像基础上，为消除由于组织结构造成的各向异性弥散效应，使用弥散张量轨迹加权或平均弥散率和各向异性分数影像代替单一弥散加权影像的成像方法。其采用二阶张量，通过施加 6 个或以上方向的弥散敏感梯度，获取各个方向上不同的弥散张量影像，反映椭球形三维空间结构的水分子弥散特征。

中文：磁共振波谱成像

英文：magnetic resonance spectroscopy，MRS

定义：利用化学位移现象来测定分子组成及空间分布，无创伤性研究活体器官组织代谢、生化变化及化合物定量分析的磁共振技术。包括对氢、磷、碳、氟、钠等原子组成的许多微量化合物进行的测定。所得到代谢产物的含量是相对的，采用两种或两种以上的代谢物含量比来反映组织代谢变化；对于某一特定的原子核，需要选择一种比较稳定的化学物质作为其相关代谢物进动频率的参照标准物，如氢谱（^{1}H-MRS）选择三甲基硅烷，磷谱（^{31}P-MRS）采用磷酸肌酸（PCr）作为参照物，它们的频率设定为 0。

中文：磁共振灌注加权成像

英文：magnetic resonance perfusion weighted imaging，MR-PWI

定义：通常采用对比剂首过法（包括外源性示踪剂动态磁敏感对比 PWI 和动态对比增强 PWI）和动脉自旋标记法，以获取组织微循环血流灌注信息的磁共振成像方法。可反映组织中微观血流动力学信息，间接反映组织活力和功能状态。

中文：磁敏感加权成像

英文：susceptibility weighted imaging，SWI

定义：根据不同组织间的磁敏感性差异提供影像对比的磁共振

成像方法。应用于所有对不同组织间或亚体素间磁化效应敏感
的序列，可同时获得磁矩图和相位图两组原始影像，并经影像
后处理形成独特的影像对比，充分显示组织间内在的磁敏感特
性的差别，用于静脉、出血、铁离子和钙离子等矿物质沉积显
示及定量分析。

中文：磁共振成像对比剂
英文：contrast medium in magnetic resonance imaging
定义：利用体内不同组织分布差异的特性，通过内外界弛豫效
应和磁化率效应间接地改变组织信号强度的一些金属螯合物。
能提高不同组织对比度，满足显示病变及其特性的要求。

中文：运动伪影
英文：motion artifact
定义：在磁共振信号采集的过程中，由人体自主和非自主运动
或血管搏动造成的沿相位编码方向分布的条形或弧形伪影。其
强弱与磁场强度、运动幅度、运动方向有关。

中文：磁敏感伪影 / 磁化率伪影
英文：susceptibility artifact/magnetic susceptibility artifact
定义：由不同物质的磁敏感性差异而产生的伪影。产生在不同
磁化率物质的交界面，通常在组织 / 空气和骨 / 空气（包括鼻
旁窦、颅底、蝶鞍等）界面出现。

中文：卷褶伪影
英文：wrap around artifact
定义：当受检部位的大小超出视野的大小，视野以外部分的
组织信号将折叠到影像的另一侧形成影像。其出现在相位编
码方向上。

中文： 化学位移伪影

英文： chemical shift artifact

定义： 由于化学位移现象，脂肪中的质子与水中的质子进动频率存在差异，在影像上表现为脂肪与水的界面上出现黑色和白色条状或月牙状的阴影。常发生在频率编码方向上，随着静磁场强度增加，伪影表现严重。

中文： 磁化传递

英文： magnetization transfer

定义： 一种选择性的组织信号抑制技术。当一个池间的磁化被饱和，即打破平衡态，通过磁化交换作用使另一个池出现部分饱和，从而形成一种新的对比。

中文： 横向弛豫时间 / 自旋 - 自旋弛豫时间

英文： transverse relaxation time/spin-spin relaxation time

定义： 横向磁化矢量由最大值衰减到 37% 或横向磁化矢量的实值损失 63% 时所需的时间。表征横向磁化矢量恢复到平衡状态快慢的特征量。记为 T_2。

中文： 流动伪影 / 搏动伪影

英文： flow artifact/pulsation artifact

定义： 一种由搏动的血液和脑脊液造成的运动伪影。有些流动伪影会延伸至解剖结构之外，如动脉流动伪影。

中文： 梯度回波 / 场回波

英文： gradient echo，GRE/field echo, FE

定义： 利用梯度场方向的翻转使横向磁化矢量相位重聚而产生的回波信号。

（刘新疆　刘晶哲）

第 7 章

PET/CT 和 PET/MR 基本概念

中文： 正电子发射体层仪

英文： positron emission tomography，PET

定义： 以正电子核素标记物为示踪剂，使用环形探测器和符合探测技术从各个方位采集由体内正负电子对湮灭发射的 γ 光子对，并经计算机重建出三维体层图像的显像设备。

中文： 放射性核素

英文： radionuclide

定义： 具有放射性的核素。按其来源，可分为天然放射性核素和人工放射性核素两大类。常见的放射性核素的衰变形式是 α 衰变、β 衰变和 γ 衰变等。

中文： 2-18 氟 -2- 脱氧 -D- 葡萄糖

英文： 2-18 fluoro-2-deoxy-D-glucose，FDG

定义： 是目前应用最广泛的 PET 显像药物，占临床 PET/CT 检查的 90% 以上。通过 PET/CT 成像，可反映葡萄糖在机体的分布和摄取水平。

中文： ^{18}F- 氟米索硝唑

英文： ^{18}F-fluoromisonidazole

定义： 是对缺氧显像进行研究的 PET 示踪剂。在缺氧条件下，该硝基咪唑衍生物被还原。通过细胞内的硝基还原酶将氧自由基与细胞大分子结合，从而保留在缺氧肿瘤细胞中。

中文：^{18}F- 氟代胸腺嘧啶核苷

英文：^{18}F- fluorothymidine

定义：是一种放射性标记的胸苷类似物，可监测胸腺嘧啶核苷激酶活性，是描述肿瘤细胞增殖的 PET 显像药物。

中文：^{11}C- 蛋氨酸

英文：^{11}C-methionine

定义：是用于描绘脑肿瘤的 PET 显像药物。

中文：标准摄取值

英文：standard uptake value，SUV

定义：描述示踪剂在体内感兴趣区域分布的半定量参数。等于病灶处放射性摄取与全身平均摄取之比。标准摄取值＝病灶的比活度 /（注射活度 / 体质量）。

中文：平均标准摄取值

英文：mean standard uptake value，SUV_{mean}

定义：在特定正电子体层图像上设置感兴趣区内所有像素点标准摄取值的平均值。

中文：最大标准摄取值

英文：maximum standard uptake value，SUV_{max}

定义：在特定层面的正电子体层图像上所设置的感兴趣区内放射性摄取最高像素点的标准摄取值。

中文：正电子湮没辐射

英文：positron annihilation radiation

定义：正电子与电子相碰撞，二者同时消失，一起转化为两个能量相等（0.511 MeV）、方向相反的光子。

中文：放射性药物

英文：radiopharmaceutical

定义：可直接用于人体疾病诊断和治疗的放射性核素及其标记化合物。包括含有放射性核素或由其标记的无机、有机化合物和生物制剂。

中文：探测效率

英文：detection efficiency

定义：在一定的探测条件下，探测器探测到的某种辐射的粒子数与在同一时间间隔内放射源所发射出的该种辐射粒子数的比值。

中文：飞行时间

英文：time of flight，TOF

定义：湮灭辐射光子从湮灭点飞行到达正电子发射体层摄影探测器的时间。理论上通过两个光子到达时间差可算出两光子的飞行距离差，进而确定湮灭点的空间位置。

中文：正电子发射断层显像 / 磁共振成像

英文：positron emission tomography/magnetic resonance，PET/MR

定义：是将两种成像设备 PET 和 MR 有机地结合起来，实现一次扫描同时产生 PET 和 MR 图像的一种新的检查设备和技术。

注释：PET/MR 的成像原理是 PET 和 MRI 同步扫描。将 PET 和 MRI 图像经过一定的变换处理、衰减校正。融合后的图像既有人体解剖结构又有器官代谢活动的信息，能为确定肿瘤和查找其他病灶提供依据，具有安全、低辐射的优点。

（李　萍　刘晶哲）

第 8 章
DSA 基本概念

中文： 数字减影

英文： digital subtraction

定义： 医学数字成像方式中，将影像检测元件接收到的模拟影像信息数字化，由计算机对两幅同一部位，不同时相或不同能量采集的数字影像信息做像素对像素的减法处理，消除非兴趣结构的信息，保留兴趣结构信息的检查方法。

中文： 血管造影

英文： angiography

定义： 是在 X 射线透视下，向血管内注射对比剂，增加血管内血液的人工对比，从而显示兴趣血管的检查方法。可分为动脉造影和静脉造影。

中文： 数字减影血管造影

英文： digital subtraction angiography，DSA

定义： 在血管造影中，由计算机对将注入对比剂前的蒙片和注入对比剂之后的血管造影图像进行像素对像素的减法处理，消除非血管结构的信息，只保留血管影像信息的检查方法。

注释： DSA 具有血管对比度高、检查时间短、对比剂用量少和 X 射线辐射低等优点。

（鲁　宏　陈海霞　刘晶哲）

中文： 鼠疫

英文： plague

定义： 由鼠疫耶尔森菌引起的烈性传染病。主要流行于鼠类、旱獭及其他啮齿动物中。本病属于自然疫源性传染病，临床主要表现为高热、淋巴结痛、出血倾向、肺部特殊炎症等。本病属于《中华人民共和国传染病防治法》规定的甲类传染病。

注释： 鼠疫多通过鼠蚤叮咬传染给人类，传染性强，死亡率高，人群普遍易感。临床分为腺鼠疫、肺鼠疫、败血症型鼠疫和轻型鼠疫等。

中文： 腺鼠疫

英文： bubonic plague

定义： 腺鼠疫是最常见的鼠疫类型，除具有鼠疫的全身表现外，受侵部位所属淋巴结肿大为其主要特点。好发部位依次为腹股沟、腋下、颈部及颌下淋巴结，多为单侧。

中文： 肺鼠疫

英文： pneumonic plague

定义： 主要损害呼吸系统的鼠疫。

注释： 肺鼠疫根据传播途径可分为原发性和继发性两种类型。原发性肺鼠疫起病急骤，患者寒战、高热，在发病 24～36 小时可发生剧烈的胸痛、咳嗽、咳大量粉红色和鲜红色泡沫血痰，呼吸急促并呼吸困难，较少的肺部体征与严重的全身症状常不相称，胸片显示呈支气管肺炎改变（图 9-1）。

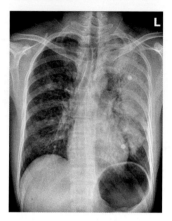

图 9-1　肺鼠疫

胸片示右肺上中肺野多发小点片状高密度影，左肺
呈大片状高密度影，该患者入院 14 小时后死亡

中文： 败血症型鼠疫

英文： septicemic plague

定义： 也称"暴发性鼠疫"，为最凶险的一型，病死率极高。主要表现为急起的寒战、高热或体温不升、神志不清，谵妄或昏迷，进而发生感染性休克、弥散性血管内凝血及出血而死亡。

注释： 病理上全身各组织、脏器均可有充血、水肿、出血及坏死，多浆膜腔发生血性渗出。

（张　华　刘晶哲）

中文： 霍乱

英文： cholera

定义： 由霍乱弧菌引起的烈性肠道传染病。本病属于《中华人民共和国传染病防治法》规定的甲类传染病。

注释： 临床典型表现为急性起病，剧烈腹泻，多伴呕吐及由此引起的脱水、肌肉痉挛，严重者可发生循环衰竭和急性肾衰竭。

（王　杏　刘晶哲）

第 11 章

新型冠状病毒肺炎

中文： 严重急性呼吸综合征冠状病毒

英文： severe acute respiratory syndrome coronavirus，SARS-CoV

定义： 引起人类严重急性呼吸综合征（SARS）的病原体。是 2003 年发现的一种新的冠状病毒，属病毒目、冠状病毒科、冠状病毒属。根据其基因组结构分类，属正链单链 RNA 病毒。

中文： 新型冠状病毒肺炎

英文： coronavirus disease 2019，COVID-19

定义： WHO 将新型冠状病毒感染的肺炎命名为"COVID-19"。新型冠状病毒肺炎简称"新冠肺炎"，是由新型冠状病毒（SARS-CoV-2）引起的以肺为主要靶器官的全身多器官损伤性疾病。本病属于《中华人民共和国传染病防治法》规定的乙类传染病，按照甲类传染病管理。

（张　华　李宏军）

第 12 章
严重急性呼吸综合征

中文： 严重急性呼吸综合征

英文： severe acute respiratory syndrome, SARS

定义： 由 SARS 冠状病毒引起的一种具有明显传染性，可累及多个脏器和系统，以肺炎为主要临床表现的急性呼吸道传染病。具有传染性强、人群普遍易感、病情进展快、预后较差和危害大的特点（图 12-1）。

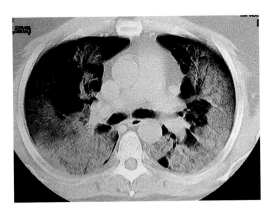

图 12-1　严重急性呼吸综合征

CT 示双肺磨玻璃影及实变

（郑秋婷　黄文忠　李宏军）

第13章
获得性免疫缺陷综合征

中文：获得性免疫缺陷综合征

英文：acquired immunodeficiency syndrome，AIDS

定义：简称"艾滋病"，由人类免疫缺陷病毒（HIV）感染所致的继发性免疫缺陷病。HIV侵入表达CD4分子的Th细胞和单核/巨噬细胞等，引发以细胞免疫功能严重受损为主的免疫缺陷病。本病属于《中华人民共和国传染病防治法》规定的乙类传染病。

中文：肺孢子菌肺炎

英文：pneumocystis jirovecii pneumonia，PJP

定义：肺孢子菌引起的肺部感染性疾病。是免疫功能低下患者常见、严重的机会性感染。临床表现具有非特异性，呈亚急性，早期食欲缺乏、体重减轻，继而出现干咳、发热、发绀、呼吸困难，很快发生呼吸窘迫，体征常缺如。影像学早期改变为双侧肺门周围弥漫性渗出，呈网状和小结节状影，然后迅速进展成双侧肺门的蝶状影，并出现肺实变（图13-1）。

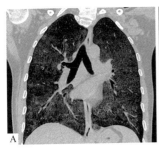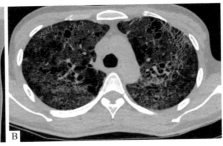

图 13-1　肺孢子菌肺炎

（A）CT 示双肺对称性弥漫分布磨玻璃影，其内小叶间隔增厚，病灶自肺门向周围扩展，肺尖部受累较轻；（B）磨玻璃影内夹杂散在椭圆形薄壁透亮灶

中文： 肺隐球菌病

英文： pulmonary cryptococcosis

定义： 是由新型隐球菌感染所引起的一种亚急性或慢性肺部真菌病。除产生肺部病变之外，常侵犯脑和胸膜。CT 表现为双肺单发或多发的斑片影、结节及空洞。

中文： 空气半月征

英文： air-crescent sign

定义： 由于曲菌球不侵及空洞（腔）壁，体积又小于空洞（腔）的内腔，在曲菌球与空洞（腔）壁之间有时可见新月形空隙，称为"空气半月征"。常见于侵袭性曲霉病。

中文： 晕征

英文： halo sign

定义： 又称"晕轮征"，胸部 CT 上围绕结节或肿块周围的略低于肿块密度而又高于肺实质密度的环形磨玻璃影（图 13-2）。见于侵袭性曲霉病、肉芽肿性血管炎、结节病、淀粉样变性。

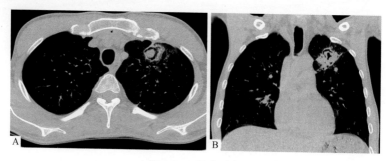

图 13-2　肺曲霉病

（A）（B）CT 示左肺上叶尖后段空洞，其内见结节影，形成空气半月征，病灶周围可见晕征

中文： HIV 相关脑炎

英文： HIV associated encephalitis

定义： 是指因 HIV 侵犯中枢神经系统引起广泛弥漫的免疫激活和炎性反应，临床表现为患者意识、行为和运动能力发生病理改变的综合征（图 13-3）。

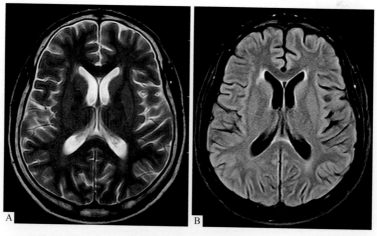

图 13-3　HIV 相关脑炎

MR T_2WI（A）及 T_2WI FLAIR（B）示双侧侧脑室旁见斑片状稍高信号影，边界不清。脑沟、脑裂略增宽，脑室系统对称性扩张，符合脑萎缩改变

中文：弓形虫脑病

英文：toxoplasmic encephalopathy

定义：是由弓形虫感染引起的脑内局灶性或弥漫性坏死炎症，是艾滋病患者常见的机会性感染。

注释：影像表现根据病灶发生部位分为脑实质型、脑室型、混合型，以脑实质型多见，最好发于基底节区。病灶常呈多发、双侧分布，增强扫描因病灶中央有坏死常表现为明显环状强化（图 13-4）。

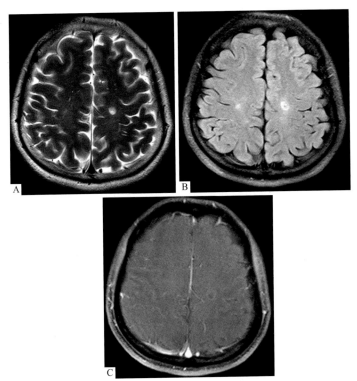

图 13-4　HIV 相关弓形虫脑病

MRI T$_2$WI（A）及 FLAIR（B）示双侧半卵圆中心多发斑片状、类圆形高信号影；增强扫描（C）左侧半卵圆中心病灶呈轻度强化

中文： 食管念珠菌感染

英文： candidiasis of esophagus

定义： 人体免疫系统被削弱或损伤时而出现的食管念珠菌感染。临床多表现为吞咽疼痛、吞咽困难、胸骨后疼痛不适及烧灼感等，可累及食管任何部位。

中文： 进行性多灶性白质脑病

英文： progressive multifocal leukoencephalopathy

定义： 由人多瘤病毒感染导致的一种罕见的、致命的中枢神经系统疾病。多发于 40～60 岁成人。主要病理变化为多发脑白质脱髓鞘病变。主要临床表现为进展性精神症状与意识障碍、瘫痪、视物模糊、视野缺损等。

中文： 新型隐球菌性脑膜炎

英文： cryptococcal neoformans meningitis

定义： 新型隐球菌感染脑膜和（或）脑实质所引起的亚急性或慢性脑膜炎。是隐球菌侵犯中枢神经系统最常见的类型。有严重基础疾病或免疫功能异常者易发病。主要症状有头痛、发热、恶心、呕吐等，严重者伴意识障碍、抽搐或昏迷等。脑脊液标本行墨汁染色可见隐球菌，血和脑脊液的隐球菌抗原通常阳性。

中文： 非结核分枝杆菌肺病

英文： nontuberculous mycobacterial pulmonary disease

定义： 机体感染了非结核分枝杆菌所导致的肺部疾病。艾滋病合并非结核分枝杆菌肺病见图 13-5。

中文： 艾滋病胆道疾病

英文： AIDS cholangiopathy

定义： 由艾滋病相关机会性感染引起的一系列胆道炎症，导致

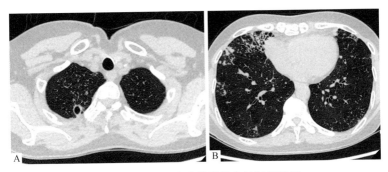

图 13-5　艾滋病合并非结核分枝杆菌肺病

（A）（B）CT 示双肺多发结节、空洞、支气管扩张及纤维条索，右肺上叶胸膜下可见薄壁空洞，右肺中叶多发支气管扩张

胆道狭窄梗阻或非结石性胆囊炎。

中文： 曲菌球

英文： aspergilloma

定义： 表现为位于肺部空洞或空腔内的圆形或类圆形高密度影，其大小多为 3～4 cm，密度较均匀，边缘较光整，部分可见钙化。曲菌球可随体位的改变而移动。

中文： 三明治征

英文： sandwich sign

定义： 腹部 CT 中，肠系膜根部广泛肿大的淋巴结包绕肠系膜血管和小肠肠管，呈三明治样改变。

（李　莉　周　昀　杨根东　李宏军　梁文杰）

第 14 章
病毒性肝炎

中文： 病毒性肝炎

英文： viral hepatitis

定义： 由多种不同肝炎病毒引起的一组以肝脏损害为主的传染病。本病属于《中华人民共和国传染病防治法》规定的乙类传染病。

中文： 地图样改变

英文： map pattern change

定义： 急性重型肝炎时，CT 表现为肝脏密度明显不均匀，可见多发不规则片状低密度影，边缘不清，位置不固定，与正常肝实质交错而呈地图样改变（图 14-1A）。

中文： 反转强化

英文： reverse enhancement

定义： 肝实质大块坏死在 CT 平扫表现为地图样分布的低密度改变，增强后坏死区在静脉期明显强化，密度显著高于周围肝组织，此种表现为反转强化（图 14-1B），为重型肝炎的特征性影像表现，多见于药物性肝损害所致亚急性肝衰竭，急性病毒性肝炎较少出现。

中文： 晕环征

英文： halo ring sign

定义： 胆囊窝积液致胆囊与肝脏间隙模糊，浆膜下水肿，围绕

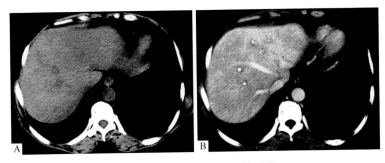

图 14-1　地图样改变和反转强化

（A）CT 平扫示肝实质密度不均，可见多发不规则片状低密度区，呈地图样改变；（B）增强扫描，静脉期示原低密度区明显强化，呈反转表现

胆囊有低 CT 值带，此提示胆囊床液体积聚，胆囊壁外层一圈低密度环，即晕环征。

中文： 结中结
英文： knot in knot
定义： 见于不典型增生结节，CT 上表现为较大低密度结节中有较小的强化结节（图 14-2）。

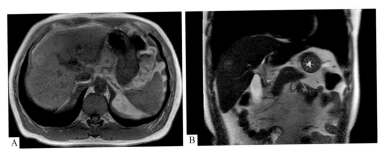

图 14-2　肝硬化、肝癌结中结

（A）MRI T_1WI 示肝脏体积缩小，肝 S5 稍高信号结节，边界尚清；（B）T_2WI 示病灶为稍高信号；（C）增强扫描病灶中心强化呈高信号，边缘为低信号；（D）冠状面图像，病灶呈典型的结中结征

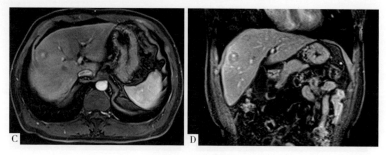

图 14-2 （续）

（纪凤颖　张　莹　曲金荣）

中文： 脊髓灰质炎

英文： poliomyelitis

定义： 是由脊髓灰质炎病毒引起的急性消化道传染病。本病属于《中华人民共和国传染病防治法》规定的乙类传染病。

（吴　玲　曲金荣）

第 16 章
流行性出血热

中文：流行性出血热

英文：epidemic hemorrhagic fever，EHF

定义：又称"肾综合征出血热"（hemorrhagic fever with renal syndrome），是由汉坦病毒引起的，以鼠类为主要传染源的一种自然疫源性疾病，主要病理变化是全身小血管的广泛性损害。临床上以发热、出血、肾损害为特征。本病属于《中华人民共和国传染病防治法》规定的乙类传染病。

中文：脑水肿

英文：encephaledema

定义：脑组织由于细胞内外水分过多导致的肿胀表现。严重者可以导致颅内压增高。许多病理过程均可伴发脑水肿。

注释：流行性出血热并发脑水肿 CT 表现为大脑白质呈现对称性、较广泛的密度减低，CT 值为 12～25 Hu，灰白质分界不清，延伸至皮质下，主要分布在双额、双顶及顶枕部，脑沟、裂、池变窄或闭塞，脑室变小。MRI 表现为 T_1WI 低信号、T_2WI 高信号。水肿范围较大时可造成大脑中线结构移位，严重者形成脑疝（图 16-1）。

中文：脑出血

英文：cerebral hemorrhage

定义：脑实质内小动脉和微动脉破裂引起出血的病理状态。

注释：CT 表现为脑实质内圆形或卵圆形的密度均匀高密度病

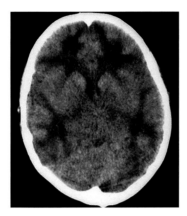

图 16-1　脑水肿

CT 示双侧额、颞、枕叶脑白质区见对称性低密度影延伸
至脑皮质下，双侧脑室前角变窄，脑中线结构尚居中

灶，周围组织水肿，边界清晰，有占位效应。脑内血肿超急性期 MRI 表现为 T_1WI 低信号、T_2WI 高信号；急性期为 T_1WI 等信号、T_2WI 低信号；亚急性期表现为 T_1WI 高信号、T_2WI 高信号；慢性期表现为 T_1WI 低信号、T_2WI 高信号病变（图 16-2）。

中文： 蛛网膜下腔出血

英文： subarachnoid hemorrhage，SAH

定义： 脑动脉破裂后血液进入蛛网膜下腔而导致的疾病。临床起病突然，表现为剧烈头痛，部分患者出现意识障碍、癫痫发作，严重者可致死亡。

注释： 多种病因所致脑底部或脑及脊髓表面血管破裂，血液直流入蛛网膜下腔的急性出血性脑血管病。不同于脑实质出血直接破入或经脑室进入蛛网膜下腔引起的继发出血。CT 是诊断蛛网膜下腔出血的首选方法，表现为脑沟、裂、池密度增高（图 16-3）。

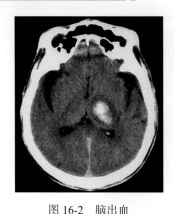

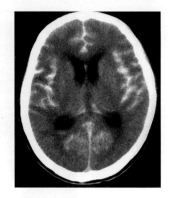

图 16-2　脑出血

CT 示左侧丘脑卵圆形高密度灶，密度均匀，周围环绕低密度水肿带，边界清晰，邻近左侧脑室后角略受压变窄，脑中线结构居中

图 16-3　蛛网膜下腔出血

CT 示脑沟走行区见铸形高密度影，呈羽毛状改变

中文： 肾包膜下血肿

英文： subcapsular renal hematoma

定义： 血液在肾包膜内潴留。CT 表现为肾外缘半月形异常密度，新鲜出血为高密度（图 16-4），CT 值 60 Hu 以上，随诊复查血肿密度逐渐减低，呈低密度。

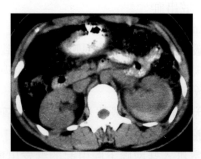

图 16-4　肾包膜下血肿

CT 示左肾被膜下半月形高密度灶，左肾体积略增大

（刘白鹭　吕哲昊　曲金荣）

中文： 麻疹

英文： measles

定义： 是由麻疹病毒引起的急性呼吸系统传染病，本病属于《中华人民共和国传染病防治法》规定的乙类传染病。

注释： 临床表现为发热、上呼吸道炎症、眼结膜炎等，以皮肤出现红色斑丘疹、颊黏膜上有麻疹黏膜斑及疹退后遗留色素沉着伴糠麸样脱屑为特征。

中文： 麻疹脑炎

英文： measles encephalitis

定义： 麻疹病毒感染所致的脑实质炎症。多发生于出疹后 2～6 天，与麻疹本身病情的轻重无关。

注释： 主要临床表现为发热、头痛、精神状态改变、运动障碍和癫痫发作。影像学检查，早期表现正常，数周后除脑皮质轻度萎缩外，还可表现为脑水肿、脱髓鞘等。

中文： 可逆性胼胝体压部病变综合征

英文： reversible splenial lesion syndrome，RESLES

定义： 2011 年国外学者提出 RESLES 这一临床与影像学新综合征，该综合征表现为脑病或脑炎症状，即伴发可逆性胼胝体压部病变轻微脑炎/脑病。临床症状主要为呕吐、抽搐等脑病症状。

注释： 麻疹病毒感染可引发 RESLES。MRI 是诊断 RESLES 的首选检查方法，其特征性表现为胼胝体压部的卵圆形或条状非强化可逆性病灶。如出现整个胼胝体压部受累的条状病变，称为"回旋镖"征。病灶于 T_1WI 上呈等信号或低信号，$T_2WI/$ FLAIR 或 DWI 上均为高信号，ADC 值降低，增强扫描无明显强化。

中文： 亚急性硬化性全脑炎
英文： subacute sclerosing panencephalitis，SSPE
定义： 是麻疹罕见的远期并发症，也是一种罕见的缓慢进展的致命性脑炎。由麻疹病毒或其变异株引起。
注释： MRI 是 SSPE 的主要检查方法。MRI 显示病灶部位的分布差异取决于检查的时机。

中文： 麻疹病毒肺炎
英文： measles pneumonitis
定义： 由麻疹病毒感染引起的肺部炎症。为麻疹最常见的并发症。常见于出疹期 1 周内，多见于 5 岁以下小儿。发热持续不退，有咳嗽、气急、肺部啰音等肺部感染表现。

（杜小旦　曲金荣）

第 18 章

人感染高致病性禽流感

中文： 人感染高致病性禽流感

英文： human infection with the highly pathogenic avian influenza

定义： 由禽甲型流感病毒某些亚型中的一些毒株如 H5N1、H7N7 等引起的人类急性呼吸道传染病。本病属于《中华人民共和国传染病防治法》规定的乙类传染病，按照甲类传染病管理。

中文： 人感染 H7N9 禽流感

英文： H7N9 avian influenza in human

定义： 是由 H7N9 禽流感病毒引起的急性呼吸道传染病。

注释： 本病首发于 2003 年，起源于家禽和鸟类。肺炎为其主要临床表现。影像以双肺磨玻璃影和实变为主要表现，病变的严重程度与临床表现基本一致（图 18-1）。

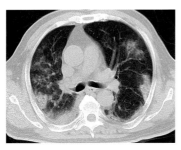

图 18-1　人感染 H7N9 禽流感

CT 示以双肺胸膜下为主的斑片状磨玻璃影

（郑秋婷　黄文忠　曲金荣）

第 19 章
狂 犬 病

中文： 狂犬病

英文： rabies

定义： 是由狂犬病毒引起的一种以侵犯中枢神经系统为主的急性人兽共患传染病。狂犬病通常由病兽通过唾液以咬伤方式传给人。本病属于《中华人民共和国传染病防治法》规定的乙类传染病。

注释： 临床表现主要为狂躁症，又名"恐水症"（hydrophobia），以恐水、怕风、不安为典型症状。根据狂犬病的临床特点分为狂躁型和麻痹型，前者多见，约占 80%。

（陆泳怡 曲金荣）

中文：流行性乙型脑炎

英文：epidemic encephalitis B

定义：又称"日本乙型脑炎"，是通过蚊虫为媒介传播的乙型脑炎病毒所引起的以脑实质炎症为主要病变的中枢神经系统急性传染病。其流行于夏秋季。本病属于《中华人民共和国传染病防治法》规定的乙类传染病。

注释：该病临床表现为高热、抽搐、脑膜刺激征、意识障碍等，重症者可出现中枢性呼吸衰竭，病死率较高。双侧对称性丘脑病变是其影像学特征（图 20-1）。

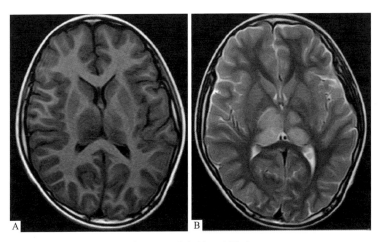

图 20-1　流行性乙型脑炎

MRI 示双侧丘脑、基底节区 T₁WI 低信号（A），T₂WI（B）、FLAIR（C）高信号，增强扫描（D）未见明显强化

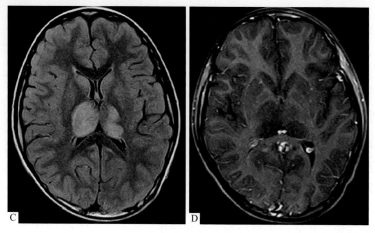

图 20-1 （续）

（殷小平　卓利勇　李宏军）

第 21 章

登 革 热

中文： 登革热

英文： dengue fever

定义： 由登革病毒引起的、经伊蚊传播的急性传染病。以发热、皮疹、全身肌肉痛、骨关节痛、极度疲乏、淋巴结肿大、白细胞减少为特征。主要在热带及亚热带地区流行。本病属于《中华人民共和国传染病防治法》规定的乙类传染病。

注释： 人群普遍易感，感染后可分为登革热、重症登革热，CT可表现为肺部斑片状磨玻璃影，边缘模糊，小叶间隔增厚，心包增厚，胸腔积液（图 21-1）。

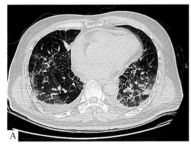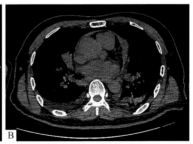

图 21-1 登革热

（A）CT肺窗示双肺纹理增粗，多发斑片状磨玻璃影，边缘模糊，小叶间隔增厚；（B）纵隔窗示心包局部增厚，双侧少量胸腔积液

中文： 重症登革热

英文： severe dengue fever

定义： 登革热的一种严重类型，临床表现为严重出血、休克、

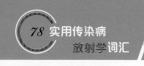

严重脏器损伤等。

注释： 影像表现为双肺多发磨玻璃影或实变，甚至出现"白肺"，伴或不伴胸腔积液。

（卢亦波　李宏军）

中文： 炭疽

英文： anthrax

定义： 由炭疽芽孢杆菌引起的一种动物源性传染病，人类主要通过接触传播。本病属于《中华人民共和国传染病防治法》规定的乙类传染病。

注释： 本病主要病理改变为各脏器、组织的出血性浸润、坏死和水肿。通过接触、吸入、食用等方式分别发生皮肤炭疽、肺炭疽、肠炭疽。临床以皮肤炭疽最多见。严重者可继发炭疽性脑炎、炭疽性败血症，病死率高。

中文： 炭疽杆菌性脑膜炎

英文： anthrax bacillus meningitis

定义： 由炭疽杆菌引起的脑膜炎症。大多继发于伴有败血症的各型炭疽。临床表现为剧烈头痛、呕吐、抽搐和脑膜刺激征等。脑脊液可呈血性，白细胞数量和蛋白质含量明显升高，糖和氯化物含量显著降低。

注释： CT 和 MRI 多表现为脑实质、蛛网膜下腔、脑室和脑膜出血，增强扫描可见脑膜弥漫性异常强化。

中文： 肠炭疽

英文： intestinal anthrax

定义： 摄入含炭疽杆菌芽孢的食物后出现的传染病。症状包括全身不适、发热、恶心、呕吐、腹痛腹泻、便血等，轻重不一，

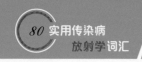

主要病变为回盲部溃疡。

注释： 肠炭疽临床上较少见，分为口咽部和腹部两种类型。口咽部型影像学主要表现为淋巴结肿大，密度不均匀。腹部型影像学主要表现为肠黏膜增厚、肿胀，并可见肠梗阻及腹水，增强扫描显示动脉期对比剂渗漏到肠腔内。

中文： 肺炭疽

英文： pulmonary anthrax

定义： 又称"吸入性炭疽"，由炭疽杆菌所致的急性呼吸道传染病。起病急骤，有寒战高热、咳嗽、胸痛、呼吸困难、咯血等表现，进展迅速，常在出现呼吸困难后 3 天内死亡。多继发败血症或脑膜炎。

注释： 肺炭疽影像学表现无特异性，主要表现为纵隔增宽，肺门增大，胸腔积液和支气管肺炎。

（田　欣　李宏军）

第 23 章

细菌性痢疾和阿米巴痢疾

中文：细菌性痢疾

英文：bacillary dysentery

定义：是由志贺菌属引起的一种急性肠道传染病，简称"菌痢"。本病属于《中华人民共和国传染病防治法》规定的乙类传染病。

注释：本病多发于 5 岁以下小儿，发病急骤，多发于夏秋两季，常见症状为腹痛、腹泻、排黏液脓血便及里急后重，病变主要累及直肠和乙状结肠，重者出现休克、昏迷、呼吸衰竭。

中文：阿米巴痢疾

英文：amebic dysentery

定义：又称"肠阿米巴病"，是由溶组织内阿米巴寄生于结肠引起的疾病。主要病变部位在近端结肠和盲肠，典型的临床表现有果酱样粪便等痢疾样症状。本病易复发、易转为慢性。本病属于《中华人民共和国传染病防治法》规定的乙类传染病。

中文：阿米巴性肝脓肿

英文：amebic liver abscess

定义：由溶组织内阿米巴通过门静脉到达肝脏，引起细胞溶化坏死，形成脓肿，又称"阿米巴肝病"。

中文：簇状征

英文：cluster sign

定义： 在腹部 CT 平扫或增强时，肝内可见局灶性、多个较小的环形强化，且相互堆积成簇或呈蜂窝状。

注释： 此征象多见于细菌性肝脓肿形成初期。病灶直径通常小于 2 cm，且彼此相通或不相通，较小的低密度灶成簇集合。

中文： 花瓣征

英文： petal sign

定义： 复杂脓肿或多房分隔性脓肿，多较大，边界不规则，内部有分隔形成多个小腔，即花瓣征。典型的花瓣征表现为病灶不均匀强化，病灶内分隔出现较明显的强化，几个相邻分隔组成花瓣状表现，中间夹杂增强不明显的低密度区。

注释： 花瓣征多见于细菌性肝脓肿形成初期，多房脓肿多较大（一般大于 3 cm），脓腔之间的分隔未坏死液化，残存的分隔有炎性反应。

中文： 原发性阿米巴脑膜脑炎

英文： primary amebic meningoencephalitis，PAM

定义： 是由福氏耐格里阿米巴（*Naegleria fowleri*）引起的一种中枢神经系统感染，临床起病急骤，发展迅速，预后极差。

注释： 本病于 1965 年由澳大利亚福勒（Fowler）和嘉德（Garter）首次报道，翌年巴特（Butt）又报道了美国的病例，并正式定名。

中文： 肺阿米巴病

英文： pulmonary amoebiasis

定义： 肠道、肝脏溶组织阿米巴原虫侵入肺、支气管和胸膜所引起的疾病。表现为阿米巴性肺炎、肺脓肿、胸膜支气管瘘、胸膜炎及脓胸等。原发孤立的肺阿米巴病不多见。病初患者常主诉右上腹痛、发热、畏寒、胸痛、干咳等，后期可咳巧克力样痰。

中文： 双靶征

英文： double target sign

定义： 肝脓肿病灶内部呈均匀低密度，增强后脓肿壁环形强化，壁外局部组织水肿，形成环形稍低密度影，呈双环样改变。

（殷小平　李高阳　陆普选　全观桥）

第 24 章

肺 结 核

中文： 结核病

英文： tuberculosis

定义： 由结核分枝杆菌引起的慢性感染性疾病。可累及全身多个脏器，以肺结核最为常见，是最主要的结核病类型。

中文： 活动性结核病

英文： active tuberculosis

定义： 具有结核病相关的临床症状和体征，结核分枝杆菌病原学、病理学、影像学等检查有活动性结核的证据。活动性结核按照病变部位、病原学检查结果、耐药状况、治疗史分类。

中文： 非活动性肺结核病

英文： inactive tuberculosis

定义： 无活动性结核相关临床症状和体征，细菌学检查阴性，影像学检查符合一项或多项表现，并排除其他原因所致的肺部影像改变可诊断为非活动性肺结核。

注释： 非活动性肺结核的影像征象：①钙化病灶（孤立性或多发性）；②索条状病灶（边缘清晰）；③硬结性病灶；④净化空洞；⑤胸膜增厚、粘连或伴钙化。

中文： 肺结核

英文： pulmonary tuberculosis

定义： 指结核病变发生在肺、气管、支气管和胸膜等部位。是结核病的主要类型。主要症状包括咳嗽、咳痰、咯血、盗汗、低热、呼吸困难、胸痛等。本病属于《中华人民共和国传染病防治法》规定的乙类传染病。

中文：原发性肺结核

英文：primarily pulmonary tuberculosis

定义：结核分枝杆菌初次进入人体导致的肺部结核病。多见于少年儿童，无症状或症状轻微，多有结核病家庭接触史。胸片表现为哑铃形阴影，即原发病灶、引流淋巴管炎和肿大的肺门淋巴结形成典型的原发综合征。

中文：原发综合征

英文：primary complex

定义：肺部原发灶、局部淋巴管炎和所属淋巴结炎三者合称为原发综合征。见于原发性肺结核（图 24-1）。

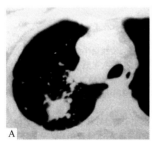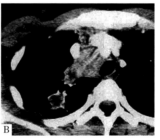

图 24-1　原发综合征

CT 肺窗（A）和纵隔窗（B）示右肺上叶哑铃形阴影

中文：血行播散性肺结核

英文：hematogenous disseminated pulmonary tuberculosis

定义：结核分枝杆菌一次或多次进入血液循环导致的肺部和（或）全身结核病变。包括急性、亚急性及慢性血行播散性肺结核。

中文： 急性血行播散性肺结核

英文： acute hematogenous disseminated pulmonary tuberculosis

定义： 又称"急性粟粒型肺结核"（acute miliary pulmonary tuberculosis），结核分枝杆菌一次或短时间内大量进入血液循环且毒力较强，导致的播散性肺结核。

注释： 多见于婴幼儿和青少年，特别是营养不良、患传染病和抵抗力明显下降的小儿，多同时伴有原发性肺结核。临床上起病急，持续高热。影像上从肺尖至肺底见结节大小、密度和分布三均匀的粟粒状结节阴影，是其典型特征（图 24-2）。

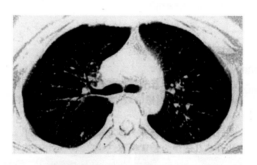

图 24-2　急性血行播散性肺结核
CT 示双肺弥漫性分布密度均匀的粟粒状结节

中文： 亚急性及慢性血行播散性肺结核

英文： subacute and chronic hematogenous disseminated pulmonary tuberculosis

定义： 少量结核分枝杆菌在较长时间内多次侵入血液循环导致的血行播散性肺结核。

注释： 本病起病较缓，症状较轻，多无明显中毒症状。影像上呈双上、中肺野为主的大小不等、密度及分布不均的粟粒状或结节状阴影，新鲜渗出与陈旧硬结、钙化病灶共存。病理改变以增殖为主（图 24-3）。

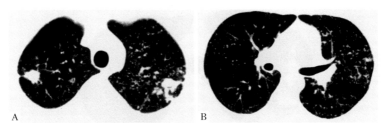

图 24-3 亚急性及慢性血行播散性肺结核
（A）（B）CT 示大小不等、密度和分布不均的粟粒状或结节状阴影

中文： 继发性肺结核

英文： secondary pulmonary tuberculosis

定义： 是指人体初次感染结核后机体抵抗力下降时，潜在病灶中的结核分枝杆菌重新活动而发生的结核病，或再次受到结核分枝杆菌感染而发病的肺结核。

注释： 包括浸润性肺结核、干酪性肺炎、结核球、纤维空洞性肺结核及毁损肺等类型。影像学特点为多态性病灶共存（渗出、增殖、纤维和干酪样病灶），好发于上叶尖后段和下叶背段。

中文： 浸润性肺结核

英文： invasive pulmonary tuberculosis

定义： 是过去潜伏的、尚未痊愈的病灶或早期血行播散病灶的重新活动引起的一种具有传染性的肺结核，是继发性肺结核最常见类型。肺部可有渗出、浸润、纤维增殖及干酪样病变，重者形成空洞或干酪性肺炎（图 24-4）。

中文： 干酪性肺炎

英文： caseous pneumonia

定义： 大量结核分枝杆菌经支气管侵入肺组织而迅速引起的干酪样坏死性肺炎，表现为肺段或肺叶实变，轮廓较模糊，与大

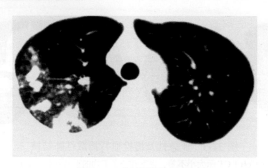

图 24-4　浸润性肺结核
CT 示右肺上叶多发大小不一的实变和斑片状磨玻璃影

叶性肺炎相似，以上叶多见。

中文： 虫蚀样空洞
英文： cavity with worm-eaten appearance
定义： 又称"无壁空洞"（no-walled cavity），为大片坏死组织内形成的空洞，洞壁为坏死组织，在大片密度增高影内可见多发性边缘不规则虫蚀状透亮区，见于干酪性肺炎（图 24-5）。

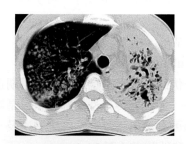

图 24-5　虫蚀样空洞
CT 示左肺上叶大片实变及多发虫蚀样空洞，
右肺上叶见不规则斑片状及结节状阴影

中文： 结核球
英文： tuberculoma

定义：又称结核瘤，由纤维组织包绕干酪样结核病变，或阻塞性空洞被干酪样物质充填而形成的球形病灶。属继发性肺结核中的一种特殊类型。

注释：影像上一般表现为单个，直径不小于 2 cm，可为轮廓清楚、密度不均的圆形、椭圆形或分叶状球形肿块，可伴有钙化，周围可有散在的纤维增殖性病灶（图 24-6）。

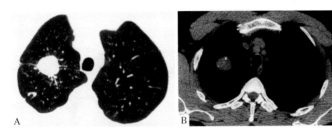

图 24-6　结核球

（A）CT 肺窗示右肺上叶边缘较光整的类圆形肿块；（B）纵隔窗肿块密度较高且见点状钙化

中文：树芽征

英文：tree-in-bud

定义：由终末细支气管和肺泡腔内病变形成的小结节影与分支细线影构成的酷似春天树枝发芽状的征象。CT 表现为肺外围支气管末梢呈 2～4 mm 大小结节与树枝状的高密度影。常见于小气道病变，如肺结核病灶、细支气管炎症、弥漫泛发性细支气管炎等（图 24-7）。

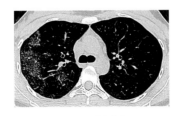

图 24-7　树芽征

CT 示右肺上叶小结节与树枝状的高密度影

中文： 慢性纤维空洞性肺结核

英文： pulmonary tuberculosis with chronic fibrous cavity

定义： 是肺结核发展的晚期阶段，结核病程较长，在病程中病变恶化与好转交替出现，肺组织局部或大部破坏较重，同时发生病灶周围广泛性纤维组织增生修复。

注释： 影像上可呈多种病变类型并存，如渗出、增殖、干酪、空洞、纤维化等，预后较差（图 24-8）。

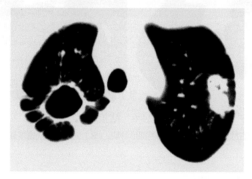

图 24-8　慢性纤维空洞性肺结核
CT 示右上肺叶见内壁较为光整的空洞，左上肺近胸膜下见斑片状高密度影，其间见小空洞

中文： 薄壁空洞

英文： thin-walled cavity

定义： 是指空洞形成时间短、洞壁较薄（洞壁最厚处小于 3 mm）的空洞。多见于肺结核的浸润干酪灶空洞和纤维薄壁空洞，也见于净化空洞。

中文： 厚壁空洞

英文： thick-walled cavity

定义： 指久治不愈、洞壁纤维层逐渐增厚以致洞壁最厚处大于 3 mm 的空洞。

中文: 纤维空洞

英文: fibrotic cavity

定义: 指形成时间较长、洞壁以纤维组织为主的空洞。洞壁厚度多在 3 mm 以上，大多不均匀。

中文: 净化空洞

英文: clean cavity

定义: 指引流通畅、腔内坏死物质排空、内壁由纤维组织或上皮组织覆盖的空洞。空洞虽未闭合，但痰菌检查阴性。

中文: 张力性空洞

英文: tension cavity

定义: 干酪样物质经支气管排出时，由于引流支气管出现活瓣样半阻塞致使空洞内气体排出困难（气体只进不出或进多出少）产生张力而形成。空洞壁主要由干酪性坏死组织、肉芽组织及纤维组织三层构成。

中文: 钙化灶

英文: calcification focus

定义: 影像上边缘清楚的、类似于骨质的高密度影。一般为斑点状或斑块状。多为结核病灶痊愈后形成。

中文: 毁损肺

英文: destroyed lung

定义: 又称"破坏肺"，是指由于肺结核或肺部严重感染等引起的肺组织的慢性纤维性病变，随着疾病的发展逐渐向纤维化和瘢痕化演变，造成肺组织的广泛性破坏，使该肺功能不可逆性丧失（图 24-9）。

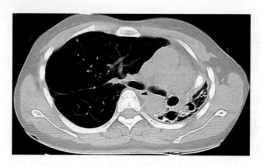

图 24-9　毁损肺

CT 示左肺多发纤维空洞、肺纤维化和肺萎缩

中文： 结核性胸膜炎

英文： tuberculous pleurisy

定义： 结核分枝杆菌及其代谢产物进入高敏状态的胸膜腔导致的胸膜炎症。包括干性（结核性）胸膜炎、渗出性结核性胸膜炎及结核性脓胸三种类型。

中文： 干性（结核性）胸膜炎

英文： dry tuberculous pleurisy

定义： 结核分枝杆菌及其代谢产物进入胸膜腔引起炎症时，机体处于低敏状态，只形成局限性纤维素增生，无胸腔积液。

注释： 临床上可有发热、胸痛等症状。查体可闻及胸膜摩擦音。其临床过程短暂，一般 1～2 天即转为渗出性结核性胸膜炎（图 24-10）。

中文： 胸膜增厚

英文： pleural thickening

定义： 胸膜炎症导致的胸膜变厚和粘连。胸片表现为单侧或双侧肋膈角变钝、变浅或变平；CT 表现为局部胸膜增厚或凹凸不平。

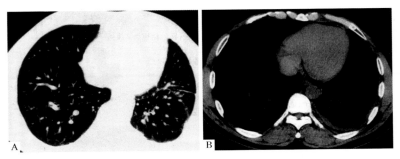

图 24-10 干性（结核性）胸膜炎
CT 示左肺下叶结节（A）及左胸膜局限性增厚（B）

中文：胸膜钙化
英文：pleural calcification
定义：胸膜炎症吸收后钙质沉着导致胸膜出现的钙化现象。影像上肺野边缘呈片状、不规则点状或条状高密度影。包裹性胸膜炎时，胸膜钙化可呈弧线形或不规则环形。

中文：渗出性（结核性）胸膜炎
英文：exudative tuberculous pleurisy
定义：结核分枝杆菌及其代谢产物进入胸膜腔引起炎症时，机体处于高敏状态，可出现胸腔积液。多为干性（结核性）胸膜炎的延续，临床上可有高热、盗汗、乏力、呼吸困难等症状。

（王　岳　侯代伦　陆普选　谭卫国）

第 25 章
伤寒和副伤寒

中文： 伤寒

英文： typhoid fever

定义： 又称"肠热病"（enteric fever），由伤寒沙门菌经消化道侵入引起的急性肠道传染病。临床表现为腹部不适、肝脾大、持续发热和全身中毒症状、玫瑰疹和相对缓脉，常出现白细胞低下。肠出血、肠穿孔是其严重的并发症，常损伤肝功能。本病属于《中华人民共和国传染病防治法》规定的乙类传染病。

中文： 伤寒性脑病

英文： typhoid encephalopathy

定义： 伤寒累及脑部所引起的一系列临床症状，表现为脑炎、脑膜炎和脑膜脑炎，可单独存在或者同时存在。影像表现可见轻度脑积水，脑白质密度弥漫性或局灶性减低，部分病灶可见强化，脑膜线样强化。

中文： 副伤寒

英文： paratyphoid fever

定义： 是由副伤寒（甲、乙、丙）沙门菌引起的急性消化道传染病。主要经消化道传播。本病属于《中华人民共和国传染病防治法》规定的乙类传染病。

注释： 副伤寒甲、乙的临床表现和伤寒相似，但病情更轻，病程较短，副伤寒丙的临床表现较为特殊，可表现为急性胃肠炎或脓毒血症。

中文：伤寒杆菌性骨髓炎

英文：typhoid bacillus osteomyelitis

定义：伤寒沙门菌或副伤寒沙门菌感染骨髓、骨皮质和骨膜而引起的炎症病变。是伤寒或副伤寒严重而少见的并发症。

注释：MRI 可见骨髓水肿，信号不均匀（图 25-1）。

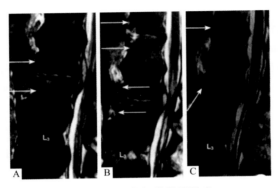

图 25-1　伤寒杆菌性骨髓炎

（A）～（C）MRI T_2WI 可见椎体、椎旁、椎管内片状高信号影（箭头）；（B）T_2WI 示治疗 3 周后可见 T_{11}～L_2 椎体及椎间隙信号欠均匀，L_1～L_2 椎旁及椎管内可见异常信号影（箭头）；（C）T_2WI 示治疗 10 周后，T_{11}～L_2 椎体及椎间隙信号欠均匀（箭头）

（殷小平　李高阳　陆普选）

第 26 章
流行性脑脊髓膜炎

中文： 流行性脑脊髓膜炎

英文： epidemic cerebrospinal meningitis

定义： 简称"流脑"，是由脑膜炎奈瑟菌引起的化脓性脑膜炎。本病属于《中华人民共和国传染病防治法》规定的乙类传染病。

注释： 临床表现为发热、头痛、呕吐、皮肤黏膜瘀点、瘀斑及颈项强直等脑膜刺激征。本病无特异影像表现，软脑膜 / 脊膜可呈线状或短条状强化，与其他病原体感染所致的脑脊髓膜炎表现相似。

（曾洪武　陆普选）

第 27 章

百 日 咳

中文: 百日咳

英文: whooping cough，pertussis

定义: 由百日咳鲍特菌引起的急性呼吸道传染病。典型临床表现为阵发性痉挛性咳嗽，并出现如鸡鸣样的吸气声。本病经呼吸道飞沫传播，主要感染 5 岁以下儿童。本病属于《中华人民共和国传染病防治法》规定的乙类传染病。

（曾洪武　乔中伟）

第 28 章

白　　喉

中文： 白喉

英文： diphtheria

定义： 由白喉杆菌引起的主要经呼吸道飞沫传播的急性呼吸道传染病，多见于儿童。本病属于《中华人民共和国传染病防治法》规定的乙类传染病。

注释： 临床上以发热，气憋，声音嘶哑，犬吠样咳嗽，咽、扁桃体及其周围组织出现灰白色假膜为特征。严重者全身中毒症状明显，可并发心肌炎和周围神经麻痹。

（谭理连　陆普选）

第 29 章

新生儿破伤风

中文：新生儿破伤风

英文：neonatal tetanus

定义：破伤风杆菌侵入新生儿脐部，并产生痉挛毒素而引起的以牙关紧闭和全身肌肉强直性痉挛为特征的急性感染性疾病。本病属于《中华人民共和国传染病防治法》规定的乙类传染病。

（张志杰　李梅芳　乔中伟）

第 30 章
猩 红 热

中文：猩红热

英文：scarlet fever

定义：由 A 组 β 型溶血性链球菌引起的急性呼吸道传染病。临床主要表现为发热、咽部红肿、疼痛、皮肤出现弥漫性红色皮疹和疹退后脱屑等。本病属于《中华人民共和国传染病防治法》规定的乙类传染病。

注释：猩红热并发支气管肺炎时病变多发生于双下肺内、中带，病灶沿支气管分布，呈多发散在的小斑片影，常合并阻塞性肺气肿或小叶性肺不张。

（张志杰 张玉忠）

中文：布鲁菌病

英文：brucellosis

定义：简称"布病"，是由布鲁菌引起的人畜共患性传染病。本病属于《中华人民共和国传染病防治法》规定的乙类传染病。布病在世界各地分布广泛，临床表现轻重不一，以长期发热、多汗、肌肉关节痛、肝脾大及淋巴结肿大为特点。

中文：骨质破坏

英文：bone destruction

定义：正常骨组织局部被病理组织所代替而造成的骨组织消失，称为"骨质破坏"。

注释：X 射线表现是局部骨质密度减低、骨小梁稀疏和正常骨结构消失。

中文：花边椎

英文：lace vertebral

定义：病变椎体边缘呈现大小、粗细不等的花边样骨质增生，称为"花边椎"。

注释：花边椎为布鲁菌病脊柱炎的特征性表现之一（图 31-1）。

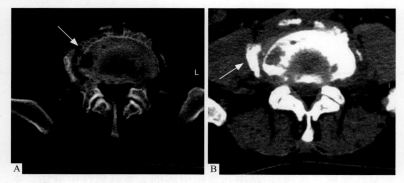

图 31-1 花边椎

（A）（B）CT 示椎体外周粗细不等骨质增生改变（白箭头）

（刘白鹭 吕哲昊 张玉忠）

中文：淋病

英文：gonorrhea

定义：由淋病奈瑟球菌引起的以泌尿和生殖系统化脓性感染为主要表现的性传播疾病。本病属于《中华人民共和国传染病防治法》规定的乙类传染病。

（谭理连　张玉忠）

第33章

梅　毒

中文：梅毒

英文：syphilis

定义：由梅毒螺旋体引起的慢性、系统性性传播疾病，主要通过性传播。本病属于《中华人民共和国传染病防治法》规定的乙类传染病。

注释：本病临床表现极为复杂，几乎侵犯全身各器官。早期侵犯生殖器和皮肤，晚期可侵犯心血管、神经、骨骼、眼等。梅毒可通过胎盘传播感染胎儿，危害极大。

中文：梅毒性树胶肿

英文：syphilitic gumma

定义：又称"梅毒瘤"（syphiloma）。是晚期（三期）梅毒发生的非特异性肉芽肿样损害，是晚期梅毒的标志，也是破坏性最强的一种皮损。

中文：梅毒性脊髓炎

英文：syphilitic myelitis

定义：是梅毒性神经损害的早期症状，常在梅毒感染后 3～5 年发病。包括脊髓损害、脊髓硬脊膜炎、脊髓脊膜炎、脊髓动脉内膜炎、神经根炎等。

注释：梅毒性脊髓炎表现为受累脊髓呈长 T_1 长 T_2 信号改变，增强扫描可见不均匀强化。因病变常累及脊膜，也称为"梅毒性脊膜脊髓炎"（syphilitic meningomyelitis），表现为硬脊膜炎症性增厚，并与蛛网膜软脊膜粘连，继而引起脊髓供应血管和神经根损害而致脊髓变性。

中文：骨梅毒
英文：osseous syphilis
定义：由梅毒螺旋体侵犯骨组织所引起的感染。为梅毒螺旋体慢性全身性感染的表现之一。根据感染途径和发病时间的不同分为先天性和后天性两种。

中文：神经梅毒
英文：neurosyphilis
定义：是由梅毒螺旋体感染神经系统引起大脑、脑膜或脊髓损害的临床综合征。分为无症状性神经梅毒和症状性神经梅毒。

中文：夹心饼征
英文：sandwich cake sign
定义：早发型先天性骨梅毒时，受累长骨早期钙化带增宽、增浓、模糊，骨干远端呈现一层致密白线，两者之间骨质疏松萎缩形成不规则透亮区，即夹心饼征。

中文：猫咬征
英文：cat bite sign
定义：随着骨梅毒的病程进展，干骺端骨质破坏、骨质缺损，常为一侧性，边缘清楚，称为"猫咬征"，是先天性骨梅毒较特征性的X射线改变。

中文：石棺征
英文：sarcophagus sign
定义：早发型先天性骨梅毒时，骨膜明显增厚，包裹骨干，形

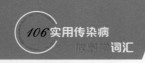
成石棺征。

中文： 刀削胫

英文： saber shin

定义： 又称"佩刀胫"，见于晚发型先天性骨梅毒，表现为胫骨骨膜增厚，胫骨肿胀，向前方呈弓形弯曲，形如马刀，伴有压痛。

（吕　珂　李宏艳　夏　爽　何玉麟　漆婉玲）

中文：钩端螺旋体病

英文：leptospirosis

定义：简称"钩体病"。是由致病性钩端螺旋体引起的，以鼠类和猪为主要传染源的一种急性全身性传染病。属于自然疫源性疾病。本病属于《中华人民共和国传染病防治法》规定的乙类传染病。

（田　欣　何玉麟）

第35章
血吸虫病

中文： 血吸虫病

英文： schistosomiasis

定义： 是由血吸虫寄生于人体所致的疾病。我国流行的是日本血吸虫病。本病属于《中华人民共和国传染病防治法》规定的乙类传染病。

中文： 日本血吸虫病

英文： schistosomiasis japonica

定义： 由日本血吸虫寄生在门静脉系统引起的疾病，由皮肤接触含尾蚴的疫水而感染，主要病变为虫卵沉积于肠道和肝脏等组织而引起的虫卵肉芽肿。

中文： 异位损害

英文： ectopic lesion

定义： 指日本血吸虫虫卵和（或）成虫寄生在门静脉系统之外的器官病变。以肺、脑较多见。

中文： 脑型血吸虫病

英文： cerebral schistosomiasis

定义： 经血液循环进入脑部的血吸虫虫卵所引起的脑组织虫卵肉芽肿的病理损害。临床表现为脑膜脑炎、癫痫等症状。

中文：肺型血吸虫病

英文：pulmonary schistosomiasis

定义：血吸虫虫卵沉积引起的肺间质性病变。多见于急性血吸虫病患者（图 35-1）。

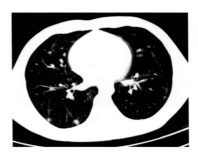

图 35-1　肺型血吸虫病

CT 示双肺多发结节，中心部分密度较高，边缘不清晰，
周围可见磨玻璃样渗出

中文：脊髓型血吸虫病

英文：spinal schistosomiasis

定义：血吸虫虫卵经血液循环累及脊髓所致的疾病。

中文：肠型血吸虫病

英文：intestinal schistosomiasis

定义：血吸虫虫卵经血液循环累及肠管所致的疾病（图 35-2）。

中文：蟹足状钙化

英文：crab foot calcification

定义：是血吸虫虫卵钙化沿肝小叶表面伸展，呈蟹足状（图 35-3）。

中文：地图样钙化

英文：geographic calcification

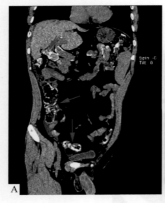
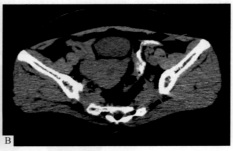

图 35-2　肠型血吸虫病
CT 示结肠壁多发钙化

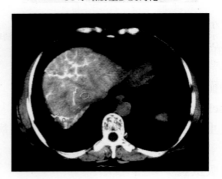

图 35-3　蟹足状钙化
CT 示肝内多发细线样钙化，形似蟹足

定义： 慢性血吸虫性肝硬化患者，由于虫卵在迁移途中沉积于血管壁，可引起肝内血管线状钙化，其形态与血管走行相关，形成地图样钙化（图 35-4）。

中文： 靶征

英文： target sign

定义： 脑型血吸虫病时，病灶中央出现高密度的钙化，二者形

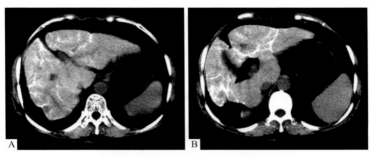

图 35-4 地图样钙化

（A）（B）CT 示肝内线状钙化十分广泛，纵横交错成地图状

成对比，称为"靶征"。

中文：指套样水肿

英文：finger-cot edema

定义：脑型血吸虫病时，病变周围常见大面积水肿，占位效应
明显，呈指套样向皮质伸展（图 35-5）。

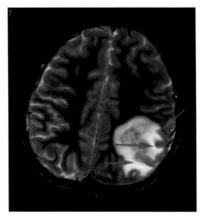

图 35-5 指套样水肿

MRI T$_2$WI 示病变周围大面积水肿，占位效应明显，
呈指套样向皮质伸展

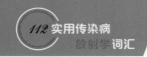

中文： 佛手征 / 手握球征

英文： gigantic hand sign/hand ball sign

定义： 脑型血吸虫病由于病灶水肿以白质为著，灰质受侵较轻，位于大脑半球的病灶，水肿内缘呈反括号征，外缘呈指套征，若二者同时出现，即为"佛手征"，又称"手握球征"（图 35-6）。

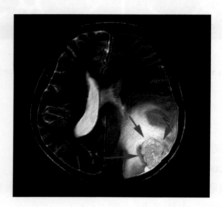

图 35-6　佛手征 / 手握球征
MRI T$_2$WI 示结节被周围水肿包绕

（何玉麟　黎　斌　夏　爽）

中文：疟疾

英文：malaria

定义：由人类疟原虫感染引起的寄生虫病。本病属于《中华人民共和国传染病防治法》规定的乙类传染病。主要由雌性按蚊叮咬传播。临床以反复发作的周期性寒战、高热，出大汗后缓解，贫血和肝脾大为特征。

中文：脑型疟疾

英文：cerebral malaria

定义：疟原虫感染导致的脑部损害。是恶性疟疾的严重临床类型，偶见于重度感染的间日疟。

注释：主要临床表现为发热、剧烈头痛、呕吐，常出现不同程度的意识障碍。影像表现以脑水肿常见，并可见多发低密度灶或 T_2WI 高信号病灶，以及点状出血灶。

（张立娜　李　莉　张玉忠）

第 37 章

流行性腮腺炎

中文： 流行性腮腺炎

英文： epidemic parotitis，mumps

定义： 由腮腺炎病毒引起的急性自限性呼吸道传染病。本病属于《中华人民共和国传染病防治法》规定的丙类传染病。

注释： 本病主要发生在儿童及青少年，临床特征以腮腺非化脓性炎症、腮腺肿痛为主，但可累及多器官，并发脑膜炎、脑炎、睾丸炎、卵巢炎和胰腺炎等。一般预后良好。

中文： 流行性腮腺炎性脑炎

英文： epidemic parotitis encephalitis

定义： 由流行性腮腺炎病毒感染所致的脑炎。多见于儿童。临床症状、脑脊液改变与其他病毒性脑炎相似。

中文： 流行性腮腺炎性脑膜炎

英文： epidemic parotitis meningitis

定义： 由流行性腮腺炎病毒感染所致的脑膜炎。症状可出现于腮腺肿大前 6 天和腮腺肿大后 2 周内，预后良好。

中文： 流行性腮腺炎性睾丸炎

英文： epidemic parotitis orchitis

定义： 流行性腮腺炎的并发症之一，以突发高热、寒战、睾丸肿痛为主要临床特征。

注释： 彩色多普勒血流成像显示，睾丸内血流信号丰富，形成火海征。

中文： 流行性腮腺炎性胰腺炎

英文： epidemic parotitis pancreatitis

定义： 流行性腮腺炎的并发症之一。主要临床症状有上腹部疼痛、压痛伴呕吐、发热、腹泻等。可发生于腮腺肿大后 2～7 天。

注释： 儿童少见，约 5% 的成年患者可发生此并发症。影像表现为胰腺体积增大，胰腺实质回声 / 密度减弱 / 降低，可伴有胰腺周围积液或腹腔积液。

（李瑞利　张玉忠）

第 38 章
风　疹

中文：风疹

英文：rubella

定义：由风疹病毒（rubella virus，RV）引起的一种急性呼吸道传染病。本病属于《中华人民共和国传染病防治法》规定的丙类传染病。

注释：风疹分为先天性感染和后天获得性感染。后天获得性感染主要由飞沫经呼吸道传播。主要临床表现包括发热、皮疹、耳后淋巴结肿大。

中文：先天性风疹综合征

英文：congenital rubella syndrome，CRS

定义：孕妇在妊娠早期感染风疹病毒，病毒通过胎盘感染胎儿，引起新生儿畸形。主要表现为先天性心脏病、白内障和耳聋等。

（张岩岩　张玉忠）

第 39 章

急性出血性结膜炎

中文： 急性出血性结膜炎

英文： acute hemorrhagic conjunctivitis，AHC

定义： 又称"流行性出血性结膜炎"（epidemic hemorrhagic conjunctivitis），主要由肠道病毒 70 型（EV70）引起，也可由柯萨奇病毒 A 组 24 型（Cox A24）引起，是一种传染性很强，容易引起暴发流行的自限性、急性结膜炎。本病属于《中华人民共和国传染病防治法》规定的丙类传染病。

注释： 该病潜伏期短，起病急，眼刺激症状重，人群普遍易感。裂隙灯下可见颞下方结膜下出血、结膜周围下出血、鼻侧结膜下出血（图 39-1）。

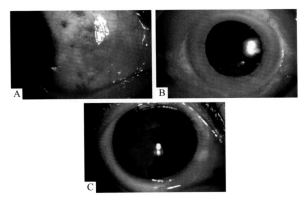

图 39-1　急性出血性结膜炎

（A）裂隙灯下可见颞下方结膜下出血；（B）结膜周围下出血；（C）鼻侧结膜下出血

（许传军　李怀花　施裕新）

第40章
麻 风 病

中文：麻风病

英文：leprosy

定义：由麻风分枝杆菌引起的慢性传染病。主要侵犯周围神经，如治疗不及时，可引起眼、手、足的残疾。本病属于《中华人民共和国传染病防治法》规定的丙类传染病。

中文：麻风相关瘤性肉芽肿

英文：leprosy-associated granuloma

定义：麻风分枝杆菌侵入骨组织，累及指、趾骨远端的干骺端，麻风分枝杆菌滞留于此侵蚀骨质，形成囊状破坏区或广泛的骨疏松区（图40-1）。

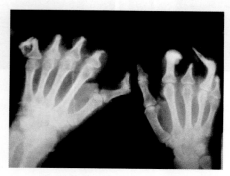

图40-1　麻风相关瘤性肉芽肿

X射线片示双手多发指骨骨质吸收、缺如，多发指间关节畸形

（殷小平　卓利勇　施裕新）

中文：流行性斑疹伤寒

英文：epidemic typhus

定义：又称"虱传斑疹伤寒"（louse-borne typhus），是由普氏立克次体（*Rickettsia prowazekii*）引起的通过人虱传播的急性传染病。临床上以急性起病、稽留热、剧烈头痛、皮疹与中枢神经系统症状为主要特征。本病属于《中华人民共和国传染病防治法》规定的丙类传染病。

中文：地方性斑疹伤寒

英文：endemic typhus

定义：又称"鼠型斑疹伤寒"（murine typhus），是由莫氏立克次体（*Rickettsia morsitans*）引起的以鼠蚤为媒介传播的自然疫源性传染病。其临床特征与流行性斑疹伤寒相似，但症状较轻，病程短。本病属于《中华人民共和国传染病防治法》规定的丙类传染病。

中文：复发性斑疹伤寒

英文：recrudescent typhus

定义：又称"布里尔 - 津瑟（Brill-Zinsser）病"，是指初次感染流行性斑疹伤寒后因复发所引起的疾病，多呈轻型表现。初次感染后，部分患者病原体可长期潜伏在体内，机体免疫力下降、外科手术和免疫抑制剂的应用使其再度繁殖而引起复发。

中文：斑疹伤寒结节

英文：typhus nodule

定义：是斑疹伤寒的典型病变，为增生性血栓性坏死性血管炎及其周围的炎性细胞浸润而形成的立克次体肉芽肿。

（李 莉 郭应林 任美吉 施裕新）

中文：黑热病

英文：kala-azar

定义：又称"内脏利什曼病"（visceral leishmaniasis），是由杜氏利什曼原虫感染引起的慢性地方性传染病。经由白蛉叮咬传播。本病属于《中华人民共和国传染病防治法》规定的丙类传染病。临床上以长期不规则发热、消瘦、盗汗、肝脾大（尤以脾大更为显著）（图 42-1）、全血细胞减少及血清球蛋白增多为特征，此外，可出现面部、手、足及腹部皮肤色素沉着。黑热病即因发热及皮肤色素沉着而得名。

注释：影像学表现无特异性，常表现为肝脾大，部分患者可出现脾硬化、肝脓肿样改变。

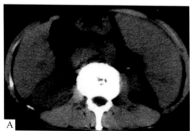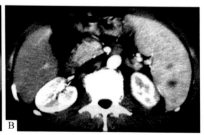

图 42-1　黑热病

（A）CT 平扫示脾体积增大，密度欠均匀；（B）增强扫描示脾内低密度结节影未见明显强化

（罗书华　施裕新）

第 43 章
棘 球 蚴 病

中文： 棘球蚴病

英文： echinococcosis

定义： 又称"包虫病"，由棘球绦虫的幼虫寄生在人体引起的寄生虫病。本病属于《中华人民共和国传染病防治法》规定的丙类传染病。

注释： 我国流行的人体棘球蚴病有两种，即囊型棘球蚴病和泡型棘球蚴病。

中文： 肝棘球蚴病

英文： hepatic echinococcosis

定义： 又称"肝包虫病"，是由细粒棘球绦虫或多房棘球绦虫虫卵经粪 - 口途径感染所引起的肝脏疾病。属于人畜共患传染病。根据致病原不同，分为肝囊型棘球蚴病和肝泡型棘球蚴病两种类型。

中文： 肝囊型棘球蚴病

英文： hepatic cystic echinococcosis

定义： 由细粒棘球蚴感染引起的肝脏病变（图 43-1）。

中文： 肝泡型棘球蚴病

英文： hepatic alveolar echinococcosis

定义： 由多房棘球蚴感染引起的肝脏病变。棘球蚴呈浸润性增殖，酷似恶性肿瘤。肝泡型棘球蚴可通过淋巴或血行转移，继发肺、脑泡型棘球蚴病，故有"恶性棘球蚴"之称（图 43-2）。

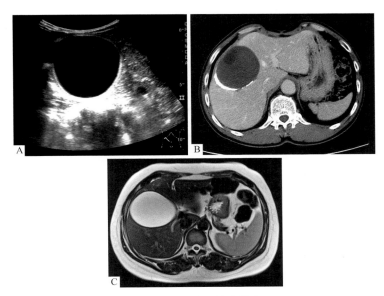

图 43-1　肝囊型棘球蚴病

（A）超声示肝右叶类圆形液性回声区，后方回声增强，边界清楚，有囊壁；（B）CT 增强图像示肝右叶囊性病灶，囊壁厚并局部蛋壳状钙化，囊内可见更低密度的子囊；（C）MRI T$_2$WI 示肝右叶高信号病灶，囊壁呈低信号

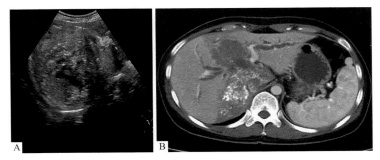

图 43-2　肝泡型棘球蚴病

（A）超声示肝实质内形态不规则混杂回声肿物，边界不清，钙化后方伴有声影；（B）CT 增强扫描，门静脉期示肝门部形态不规则混合密度，边界不清晰，实性病灶内部可见小囊泡与小圈状和砂砾状钙化灶，病灶内部可见不规则液化坏死区，肝内胆管扩张；（C）MRI T$_2$WI 示病灶呈稍低信号为主的混杂信号，实质内散在高信号的小囊泡和液化区，周围扩张的胆管呈高信号

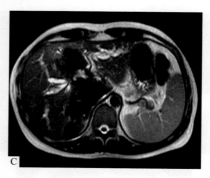

C

图 43-2 （续）

中文： 棘球蚴砂

英文： hydatid sand

定义： 又称"囊砂"（cyst sand），悬浮在棘球蚴囊液中的原头蚴、生发囊和子囊等物质（图 43-3）。

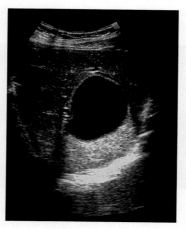

图 43-3 棘球蚴砂
超声示肝内液性回声，囊壁边缘光整，
囊内可见漂动的强回声小光点

中文： 半月征

英文： meniscus sign

定义： 又称"空气新月征"，肺棘球蚴病时，若外囊破裂，空气通过支气管由破裂处进入内囊和外囊之间，在包囊顶部形成一新月形透亮区称"半月征"。

中文： 肺棘球蚴病

英文： pulmonary echinococcosis

定义： 又称"肺包虫病"，细粒棘球绦虫幼虫（棘球蚴）在肺内寄生导致的人畜共患寄生虫病。最多见于畜牧地区。棘球蚴囊肿多位于肺底，75%～90% 为单发囊肿，早期可无任何症状，常因囊肿渗漏或破裂后出现的临床症状而就诊，囊肿渗漏主要表现为过敏反应，有咳嗽、呼吸困难、咯血、咳囊液，若囊肿破入胸腔可出现胸腔积液或液气胸。

中文： 双弓征

英文： double arch sign

定义： 又称"双顶征"，肺棘球蚴病时，若内外囊均破裂，囊内容物部分排出，空气同时进入内外囊，则囊内出现液平面，其上方出现两层弧形透亮带，即双弓征，此征象具有诊断意义。

中文： 囊中囊征

英文： cyst-in-cyst sign

定义： 又称"子囊征"，肝囊型棘球蚴病时，母囊内出现大小不一、数目不等的子囊，形成多发或蜂窝状，有时呈车轮状。

注释： 囊中囊征为肝囊型棘球蚴病的特征性表现，母囊即为棘球蚴囊本身，母囊生发层产生的生发囊或头节脱落于囊中，形成子囊，子囊漂浮于母囊中，形成特征性的囊中囊征（图 43-4）。

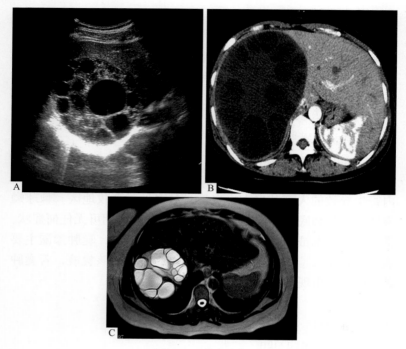

图 43-4 囊中囊征

（A）超声示肝右叶类圆形囊性病灶，其内见多发大小不等的更低回声区，病灶呈多房性外观；（B）CT增强扫描，门静脉期示肝右叶见巨大的囊性占位病灶，囊内见多个大小不等的更低密度子囊沿母囊边缘排列，状如轮辐；（C）MRI T₂WI 示肝右叶囊性病灶，囊内见多个大小不等的更高信号的子囊，状如桑葚

中文： 飘带征

英文： ribbon sign

定义： 棘球蚴囊肿因内、外囊完全分离，内囊膜塌陷、卷缩，悬浮于囊液中，因形同飘带而得名。

注释： 超声图像于液性暗区内显示弧形折叠的条索状强回声带，变动体位时可见该光带飘动变形；CT、MRI 均能显示在棘球蚴囊肿囊液中折叠漂浮的内囊膜状如飘带（图 43-5），团状如水蛇征。

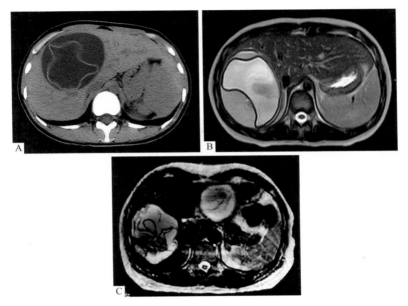

图 43-5　飘带征

（A）CT 示肝门内囊性病灶，病灶内囊脱落，漂浮于囊液中，形似漂浮于水中的丝带，呈现飘带征；（B）MRI T₂WI 示肝右叶囊性病灶，囊内见塌陷的低信号内囊膜，呈飘带征；（C）MRI T₂WI 示肝右叶囊性病灶，塌陷的内囊聚集在高信号的囊液中，呈水蛇征

中文：水蛇征

英文：water snake sign

定义：囊型棘球蚴若内外囊均破裂，囊液全部排出，内囊壁皱缩附于外囊壁上，称为"水蛇征"。

中文：水上浮莲征

英文：water lily sign

定义：又称"水上百合征"，肺棘球蚴病时，若内外囊均破裂，囊内容物排出后，破碎的囊肿内囊壁塌陷、脱落呈不规则状漂浮在液平面上，显示为液平面上软组织阴影，并随体位改变而移动，类似水上浮莲或水上百合而得名。本征象也可见于肝棘球蚴病。

注释：本征象是肺棘球蚴病（图43-6）或肝棘球蚴病内外囊完全破裂的典型征象，具有特征性和诊断意义。

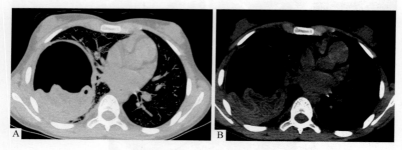

图 43-6　水上浮莲征

（A）（B）CT肺窗及纵隔窗，右侧胸腔见一巨大的囊性病灶，病变上部见气体影，塌陷的内囊漂浮在囊液液面上，呈现水上浮莲征

中文：地图征

英文：map sign

定义：肝泡型棘球蚴病时，当泡型棘球蚴中心出现不规则的液化坏死区，周围病灶实质内显示有钙化/小囊泡，病灶边缘呈现锯齿状起伏的边界，整个病灶CT图像状如地图（图43-7）。

中文：熔洞征

英文：cystoid cavity

定义：是肝泡型棘球蚴病合并中心坏死液化时的MRI表现。泡型棘球蚴的病灶内部出现较大的液化坏死区，其边缘不规整，周围环绕宽窄不一的病灶实质，MRI上呈熔洞状改变（图43-8）。

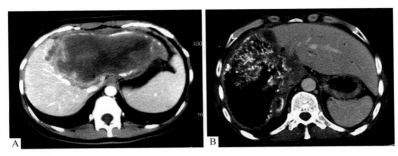

图 43-7 地图征

（A）CT增强扫描，静脉期示肝泡型棘球蚴病灶边缘呈锯齿样，边缘实质内有钙化带，中心区有不规则的更低密度液化坏死区，病灶呈地图样；（B）泡型棘球蚴病灶内见低密度的液化坏死区、边缘实性成分可见低密度的小囊泡和小圈状、颗粒状钙化混杂区，病灶边界凹凸不平，共同构成地图样改变

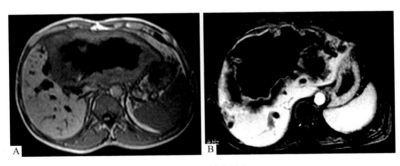

图 43-8 熔洞征

（A）MRI T_1WI 示在低信号的肝泡型棘球蚴病灶中心出现形态不规整的更低信号的液化坏死区，呈现熔洞征；（B）MRI T_1WI 增强示病灶实质部分呈现不规则的低信号，部分实性成分伸入液化区内

中文： 边缘浸润带

英文： peripherasitic infiltration

定义： 肝泡型棘球蚴病灶以小囊泡外殖芽生发展的过程中，在病灶边缘与宿主组织之间产生炎性肉芽肿反应带，富含微小新生血管，其与病灶的活性高度相关，称为"边缘浸润带"。

注释： 边缘浸润带常规影像不能显示，但是通过功能成像技术，例如 CT 灌注、能谱 CT 碘图、DWI 和 PET/CT 可显示出病灶边缘的这一条带状结构，能谱 CT 碘图为高碘值区（图 43-9A），DWI 为高信号带（图 43-9B），PET/CT 为放射性高活性区（图 43-9C）。

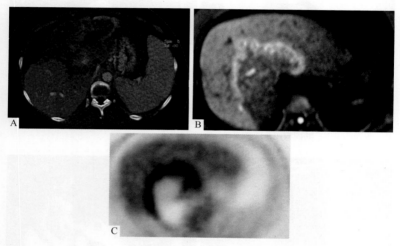

图 43-9　边缘浸润带

（A）能谱 CT 碘图示左叶肝泡型棘球蚴病灶的边缘区域出现不连续的环形强化带；（B）MRI DWI 示肝泡型棘球蚴病灶边缘区域宽窄不一的高信号带；（C）与图 B 相同病例的 PET/CT 图像，病灶边缘可见不均匀的环形放射性药物分布浓聚带

（刘文亚　张铁亮　王　健　施裕新）

中文: 丝虫病

英文: filariasis

定义: 是丝虫寄生于人体淋巴组织、皮下组织或浆膜腔所引起的寄生虫病。丝虫病流行广泛,我国流行的有班氏丝虫病及马来丝虫病。本病属于《中华人民共和国传染病防治法》规定的丙类传染病。

注释: 早期的临床特征主要为反复发作的淋巴管炎和淋巴结炎,晚期主要为淋巴管阻塞产生的不同部位的淋巴水肿、象皮肿和睾丸鞘膜积液。

中文: 热带性肺嗜酸性粒细胞浸润症

英文: tropical pulmonary eosinophilia

定义: 一种特殊类型的肺嗜酸性粒细胞浸润疾病,与丝虫感染有密切关系。

中文: 象皮肿

英文: elephantiasis

定义: 象皮肿与淋巴水肿常同时存在,临床难以鉴别,淋巴水肿可因淋巴液回流改善后自行消退,若淋巴回流持久不畅,则发展为象皮肿,表现为凹陷性坚实性水肿,皮肤增厚变粗糙、皮皱加深,有苔藓样、疣状结节(图44-1)。多见于丝虫病慢性期。

注释: 淋巴管造影常显示输入淋巴管扩张和输出淋巴管狭小,淋巴管实质缺损显影。

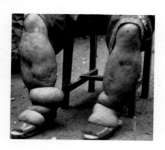

图 44-1　象皮肿

双侧下肢明显肿胀、增粗，呈象皮肿改变

中文： 丝虫舞蹈征

英文： filaria dance sign

定义： 超声实时扫描可见睾丸、附睾内无规律地扭动或闪烁的蛇形（图 44-2）。主要见于班氏丝虫病。

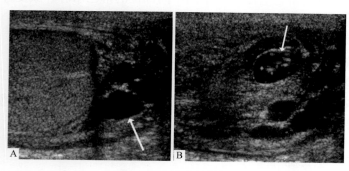

图 44-2　丝虫舞蹈征

（A）（B）超声示附睾内多发大小不一的囊状无回声（箭头）、附睾内丝虫在旋转运动时呈线性管状回声结构（箭头）

（殷小平　卓利勇　何玉麟）

中文： 感染性腹泻

英文： infectious diarrhea

定义： 广义上是指由细菌、病毒、真菌、寄生虫等各种病原微生物及其产物所引起的以腹泻为主要表现的一组肠道感染性疾病的统称。狭义上是指除霍乱、细菌性痢疾和阿米巴痢疾、伤寒和副伤寒以外的感染性腹泻。

本病属于《中华人民共和国传染病防治法》规定的丙类传染病。

中文： 肠套叠

英文： intussusception

定义： 部分肠管及其肠系膜套入邻近肠腔所致的一种绞窄性肠梗阻。

注释： 腹平片表现为肠管内阶梯状气-液平面及软组织团块，CT可表现为典型的套筒征（图 45-1）。

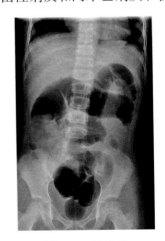

图 45-1　肠套叠

腹平片显示升结肠内类圆形软组织团块

（李梅芳　陆普选）

第 46 章
手 足 口 病

中文： 手足口病

英文： hand-foot-mouth disease

定义： 是由肠道病毒引起的发疹性传染病，致病菌主要包括柯萨奇病毒 A16 型和肠道病毒 71 型。

注释： 此病多发生于婴幼儿，可引起发热和手、足、口腔等部位的丘疱疹、溃疡，大多数患儿能自愈，无后遗症。少数患儿可发生心肌炎、肺水肿、无菌性脑膜炎等并发症。

中文： 脑干脑炎

英文： brain stem encephalitis

定义： 由病毒感染或自身免疫机制引发的脑干炎性病变。临床表现为脑干功能受损。

注释： 脑干脑炎是手足口病最常见且最严重的中枢神经系统并发症。主要病灶位于脑干背侧、脑桥延髓交界处，MRI 表现为 T_1WI 等信号或稍低信号、T_2WI 稍高或高信号、FLAIR 和 DWI 呈高信号，病变边缘模糊，增强后一般无强化（图 46-1），也有部分病灶呈轻度至中度强化（图 46-2）。

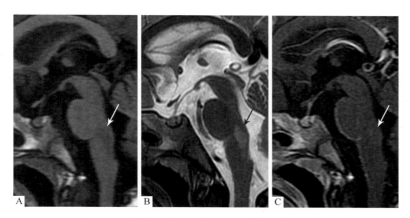

图 46-1　肠道病毒 71 型手足口病脑干脑炎（一）

（A）MRI T₁WI 示脑桥延髓交界处纵行片状低信号影（白箭头）;（B）T₂WI 示病灶呈高信号（黑箭头）;（C）增强 T₁WI 示病灶未见强化（白箭头）

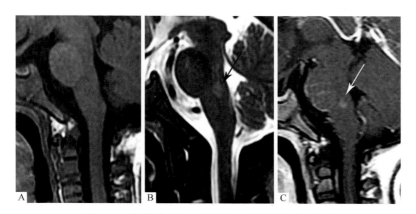

图 46-2　肠道病毒 71 型手足口病脑干脑炎（二）

（A）MRI T₁WI 示脑干无明显异常信号；（B）T₂WI 示脑桥延髓交界处纵行片状高信号病灶（黑箭头）;（C）增强 T₁WI 示病灶内见轻度强化灶（白箭头）

（曾洪武　乔中伟）

第 47 章

流行性感冒

中文： 流行性感冒

英文： influenza

定义： 简称"流感"，是由流感病毒引起的一种急性呼吸道传染病，主要通过飞沫传播，传染性强，容易引起暴发流行或大流行。本病属于《中华人民共和国传染病防治法》规定的丙类传染病。

注释： 本病具有自限性，且其病程短。秋冬季节高发。

中文： 甲型 H1N1 流感

英文： A（H1N1）influenza

定义： 是由变异后的新型甲型流感病毒 H1N1 亚型所引起的急性呼吸道传染病。本病主要通过呼吸道传播，多数患者病情温和，少数病例病情重，进展迅速，甚至出现死亡。本病属于《中华人民共和国传染病防治法》规定的丙类传染病。

注释： 甲型 H1N1 流感影像表现见图 47-1、图 47-2。

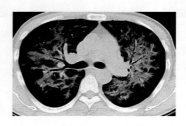

图 47-1　甲型 H1N1 流感（一）

CT 示双侧沿支气管血管束分布的磨玻璃影

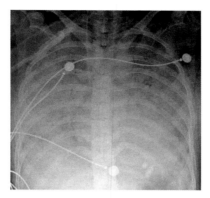

图 47-2 甲型 H1N1 流感（二）

胸片示双肺野透过度减低，肺纹理模糊，双肺内见大片融
合的均匀高密度影，边界模糊，呈白肺样改变

（陈　枫　龚良庚）

第 48 章
莱姆病

中文： 莱姆病

英文： Lyme disease

定义： 由蜱传伯氏疏螺旋体引起的自然疫源性疾病。是一种全身性、慢性炎性病变，临床上表现为皮肤、心血管、神经及关节等多脏器、多系统受损。特征性皮肤损害（游走性红斑）常作为该病的首发症状，以环形红斑多见。

注释： 伯氏疏螺旋体具有高度嗜神经性，可长期潜伏在中枢或周围神经系统，在不同阶段产生不同的神经病变。神经系统莱姆病最典型的临床表现为班瓦尔特（Bannwarth）综合征，伴有痛性感觉性神经根炎和无菌性脑膜炎，其次是面神经炎。神经系统莱姆病的影像学表现包括脑或脊髓弥漫性或肿瘤样病变、脑膜和（或）神经强化以及血管性病变（图 48-1）。

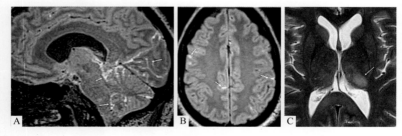

图 48-1　莱姆病

MRI 示病灶累及双侧丘脑、基底节区。FLAIR 上（A）病变呈片状高信号，增强检查（B～F）呈点状、线状强化

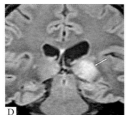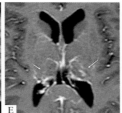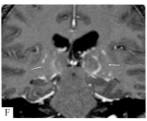

图 48-1 （续）

（徐 露 成官迅 龚良庚）

第49章
克-雅病

中文： 克-雅病

英文： Creutzfeldt-Jakob disease，CJD

定义： 又称"皮质-纹状体-脊髓变性"，是传染性海绵状脑病的一种。可分为传染型、家族遗传型和散发型。临床表现变化多样，终末期呈进行性衰竭，约90%的患者于发病后1年死亡。典型临床表现为进行性智力丧失，伴发肌阵挛、震颤、肌强直等症状，偶有癫痫发作。

中文： 皮质飘带征

英文： cortical ribboning sign

定义： 又称"皮质花边征"，MRI表现为FLAIR高信号，DWI扩散受限（颞叶-顶叶-枕叶），主要见于散发型克-雅病（图49-1）。

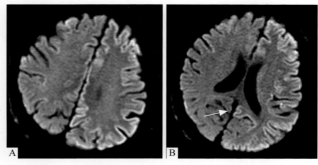

图 49-1 皮质飘带征

（A）（B）MRI DWI 示左侧额顶枕叶、右侧额叶大脑皮质呈线条状高信号（箭号），形成皮质飘带征

中文：曲棍球征

英文：hockey sign

定义：是指双侧丘脑枕和背内侧丘脑同时对称性受累，T_2WI、T_2FLAIR 和 DWI 呈高信号。

注释：曲棍球征对于诊断变异型克 - 雅病具有高度特异性和敏感性。累及丘脑后结节时，T_2WI 呈高信号，称为"丘脑枕征"（图 49-2 ）。

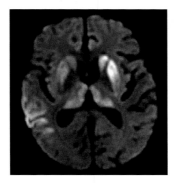

图 49-2　曲棍球征

MRI DWI 示双侧基底节区、丘脑、右侧颞叶高信号，双侧丘脑枕和背内侧丘脑高信号，形成曲棍球征

（王佳宁　龚良庚）

第 50 章

肺炎衣原体肺炎

中文：肺炎衣原体肺炎

英文：chlamydia pneumoniae pneumonia

定义：肺炎衣原体感染引起的急性肺部炎症。常同时累及上下呼吸道，小儿多见。

（鲁植艳　许建荣）

中文： 鹦鹉热

英文： psittacosis

定义： 又称"鸟疫"（ornithosis），由鹦鹉热衣原体感染引起的急性传染病。主要在鹦鹉及其他鸟类中传播，感染后多无症状。可传给人，人感染后多数表现为非典型病原体肺炎，也可为无症状或致死性感染。

中文： 鹦鹉热肺炎

英文： psittacosis pneumonia

定义： 由鹦鹉热衣原体引起的急性肺部炎症。

注释： 胸片表现为肺叶或肺段斑片影，下叶多见，常有弥漫性支气管肺炎及间质性肺炎征象。CT 表现为磨玻璃影及支气管血管束增粗、模糊，也可形成叶段实变伴空气支气管征，部分形成肺内实性结节，周围环绕磨玻璃影，形成晕征（图 51-1）。

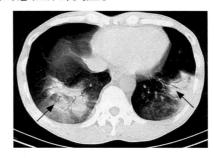

图 51-1　鹦鹉热肺炎（重症）

CT 示两肺多发肺段实变伴空气支气管征，周边伴磨玻璃影及小结节。肺泡灌洗液 PMseq 病原体微生物高通量基因检测示鹦鹉热衣原体

（郑秋婷　黄文忠　何玉麟）

第52章
军　团　病

中文： 军团病

英文： legionellosis，legionella disease

定义： 由军团菌引起的感染性疾病。通过吸入军团菌污染的尘粒、气溶胶而传播，表现为肺炎、流感样症状。

中文： 军团菌肺炎

英文： legionnaires pneumonia

定义： 军团杆菌引起的急性肺部炎症。临床起病急骤，以肺炎为主要表现，常伴多系统损害。随着肺部病变进展，可发生呼吸衰竭，病死率较高。影像学早期显示斑点状渗出、进而发展成实变，部分严重病例可融合成片，伴有胸腔积液。

中文： 庞蒂亚克热

英文： Pontiac fever

定义： 军团病的一种临床类型，由军团杆菌感染引起。起病急，主要表现为发热、头痛、肌痛，部分患者有干咳、喉部和胸骨后不适感、恶心、腹泻和眩晕，肺部无炎症表现。病情一般较轻，呈自限性。

（于德新　周斌彬　夏　爽）

第 53 章

水痘和带状疱疹

中文：水痘
英文：varicella, chickenpox
定义：一种由水痘 - 带状疱疹病毒初次感染引起的急性传染病。传染性很强。主要发生在婴幼儿。以发热及成批出现周身性红色斑丘疹、疱疹、痂疹为特征，丘疹、水疱和结痂往往同时存在，病程 2～3 周。若抵抗力低下，皮损可进行性、全身性播散，形成播散性水痘、大疱性水痘、出血性水痘等。

中文：带状疱疹
英文：herpes zoster
定义：水痘 - 带状疱疹病毒感染后潜伏在脊髓后根神经节或脑神经感觉神经节内，当机体受到某些刺激或免疫力降低时病毒被激活，沿感觉神经轴索下行达神经支配的皮肤细胞内增殖，沿神经干形成带状分布的簇集性小水疱，并具有明显神经痛的疾病。

中文：水痘肺炎
英文：varicella pneumonia
定义：水痘 - 带状疱疹病毒所致的原发性肺炎。多见于成人和免疫功能受损者。出现于水痘 - 带状疱疹病毒感染第 1～6 天。病情轻者无明显症状，重者可有高热、咳嗽、咯血、胸痛、呼吸困难。肺部可有啰音或哮鸣音。病理过程多与皮疹同步。
注释：胸片多表现为两肺弥漫性斑片影，CT 可见弥漫性双侧小叶中心结节伴有树芽征和弥漫性磨玻璃影（图 53-1）。

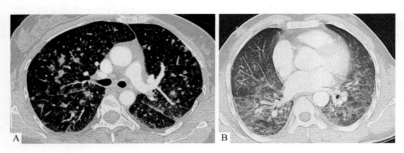

图 53-1　水痘肺炎

（A）CT 示双肺散在的结节样磨玻璃影及小叶间隔增厚，PCR VZV DNA 阳性；（B）CT 示双肺弥漫性磨玻璃影。肺泡灌洗液 PCR VZV 阳性

中文： 水痘脑炎

英文： varicella encephalitis

定义： 水痘 - 带状疱疹病毒引起的脑炎，可并发横断性脊髓炎、周围神经炎、视神经炎等疾病。多见于病程第 3~8 天，症状轻重不一，病死率为 5%~25%。诊断依据为病毒分离或特异性 IgM 型抗体阳性。

注释： 病毒初次感染后，可以潜伏在靠近颅底的背根神经节和三叉神经节中，导致中枢神经系统感染。水痘脑炎多发生于基底节区、丘脑及小脑等部位，CT 表现为多发斑片状低密度区，MRI 呈多发斑片状长 T_1 长 T_2 信号，DWI 呈高信号，SWI 可见微出血灶，增强扫描轻度强化（图 53-2、图 53-3）。

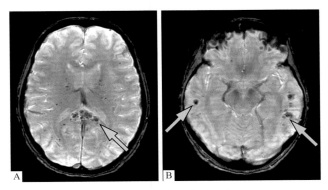

图 53-2　水痘脑炎（一）

MRI SWI 示胼胝体（A）和双侧颞叶（B）多发微出血灶

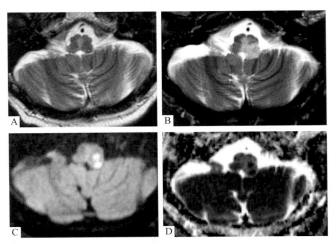

图 53-3　水痘脑炎（二）

（A）MRI T_2WI 示延髓高信号；（B）MRI 复查，T_2WI 示左后外侧延髓
出现新发信号异常；（C）DWI 示左侧延髓 2 个小片状弥散受限区域；
（D）ADC 减低

（李勇刚　龚良庚）

第 54 章
中东呼吸综合征

中文： 中东呼吸综合征

英文： Middle East respiratory syndrome，MERS

定义： 由一种新型冠状病毒（MERS-CoV）引起的病毒性呼吸道疾病。感染者多会出现严重的呼吸系统综合征并伴有急性肾衰竭。

（鲁植艳　龚良庚）

第55章

蛔 虫 病

中文： 蛔虫病

英文： ascariasis

定义： 由似蚓蛔线虫（ascaris lumbricoides）寄生于人体小肠或其他器官所引起的寄生虫病。

中文： 胆道蛔虫病

英文： biliary ascariasis

定义： 原来寄生在空回肠的蛔虫经十二指肠钻入胆道，引起胆道口奥迪括约肌痉挛而发生腹部阵发性绞痛，称为"胆道蛔虫病"。

注释： CT上表现为扩张胆管内的线状高密度灶。磁共振胰胆管成像（magnetic resonance cholangiopancreatography，MRCP）上表现为胆总管内条形低信号，并可继发胆管梗阻扩张（图55-1）。超声表现为胆总管内一至数条2～5 mm宽的双线状强回声带。

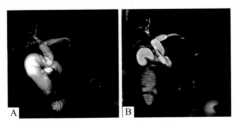

图 55-1　胆道蛔虫病

（A）（B）MRCP示胆总管内条形低信号

（陈天武　于德新　何玉麟）

第 56 章
猪囊尾蚴病

中文： 猪囊尾蚴病

英文： cysticercosis

定义： 是猪带绦虫的幼虫即猪囊尾蚴寄生于人体各组织所致的疾病，又称"囊虫病"，为较常见的人兽共患病。根据囊尾蚴寄生部位的不同，分为神经囊尾蚴病、眼囊尾蚴病、皮下组织肌肉囊尾蚴病等。

中文： 神经囊尾蚴病

英文： neurocysticercosis

定义： 猪囊尾蚴寄生于脑内引起的寄生虫病。经由多种途径进入胃的绦虫卵，在十二指肠中孵化成囊尾蚴，钻入肠壁经肠系膜静脉进入体循环和脉络膜之后进入脑实质、蛛网膜下腔和脑室系统，引起各种损害。

（徐　露　成官迅　刘文亚）

中文： 猫抓病

英文： cat-scratch disease，CSD

定义： 又称"良性淋巴网状内皮细胞增生症"（benign lymphoret-
iculosis），由汉赛巴尔通体感染所致的疾病。患者早期淋巴结增
大、网状细胞肥大，晚期成纤维细胞形成瘢痕。多数患者发病
前有被猫咬、猫抓或猫舔的接触史。

中文： 猫抓病性淋巴结炎

英文： cat-scratch disease lymphadenitis

定义： 由汉赛巴尔通体感染引起的自限性坏死性肉芽肿性淋巴结炎。

注释： 局部淋巴结受累的影像学表现常为上肢或腋窝多发肿大
淋巴结（图 57-1）。

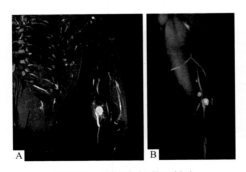

图 57-1　猫抓病性淋巴结炎

MRI T_2WI 脂肪抑制序列（A）和增强 T_1WI 脂肪抑制序列（B）示肘窝多
发肿大淋巴结，边界清晰，信号均匀。邻近软组织肿胀

（于德新　周斌彬　乔中伟）

第 58 章
幼虫移行症

中文：幼虫移行症

英文：larva migrans

定义：又称"蠕虫蚴移行症"，一些动物寄生蠕虫的幼虫在人体皮肤及各种器官中移行、寄生所引起的传染病。可分为皮肤幼虫移行症和内脏幼虫移行症。

中文：脑棘球蚴病

英文：cerebral echinococcosis

定义：又称"脑包虫病"。由犬绦虫（细粒棘球绦虫）的幼虫（棘球蚴）侵入颅内，形成棘球蚴囊肿所致的疾病。为自然疫源性疾病，主要流行于畜牧区，多见于儿童，以顶叶常见。

注释：头颅 MRI 表现为多房囊状信号，T_1WI 低信号、T_2WI 高信号，可呈环形强化（图 58-1）。

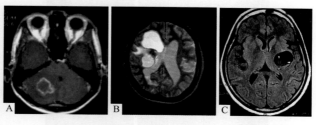

图 58-1　脑棘球蚴病

（A）MRI 示右侧小脑半球囊性病灶伴周围较大范围水肿，增强后环壁强化；（B）右侧额叶及半卵圆中心两个囊性病灶伴周围水肿，压迫右侧侧脑室，其中一个累及右侧侧脑室前角，中线结构略向左侧移位；（C）左侧基底节区及岛叶囊性病灶，其内可见多发球状、串珠状物，系棘球蚴头节

中文：曼氏裂头蚴病

英文：sparganosis mansoni

定义：由曼氏迭宫绦虫引起的人兽共患寄生虫病。裂头蚴可在体内移行，侵犯多种组织器官，引起相应的临床症状。

中文：轨道征

英文：tunnel sign

定义：脑曼氏裂头蚴病最常见的影像征象。表现为几厘米长的中空管道改变（"隧道"），由寄生虫钻缝样生长造成"隧道"，周围是反应性炎性肉芽肿组织的强化边缘（图 58-2）。

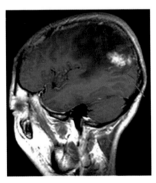

图 58-2　轨道征

MRI 增强示右侧额顶叶交界处不规则病灶伴周围水肿，其内可见条形自灰质逐渐累及白质病灶

中文：脑囊虫病

英文：cerebral cysticercosis

定义：由猪绦虫幼虫（猪囊虫）直接侵入引起的一种脑部寄生虫病。六钩蚴钻入肠壁后经血液循环播散至中枢神经系统，分为大脑皮质型、脑膜炎型、脑室型、痴呆型和脊髓型等。临床表现为癫痫发作、颅内压增高、精神异常、脑底脑膜炎、感觉

运动障碍等。

注释： 影像学上颇具特征性，可表现为带有头节的囊性病灶、环形强化和钙化灶，脑积水、软脑膜异常强化。

中文： 满天星现象

英文： gypsophila phenomenon

定义： 脑囊虫病慢性期的钙化沉积，在 CT 上表现为脑实质、脑膜多发的钙化，形成满天星现象（图 58-3）。

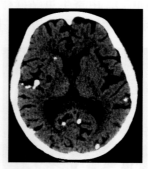

图 58-3　满天星现象

CT 示双侧大脑半球及脑沟内多发散在分布的钙化结节，形似满天星

中文： 黑靶征 / 白靶征

英文： black target sign/white target sign

定义： 脑囊虫病时，MRI 平扫大多表现为小圆形囊性病灶，大小为 4～6 mm，T_1WI 呈低信号，T_2WI 呈高信号。部分病灶在 T_1WI 上黑色的低信号内见到点状高信号，即黑靶征；在 T_2WI 上白色信号内见到点状低信号，即白靶征。

（吕　珂　李宏艳　夏　爽）

中文：弓形虫病

英文：toxoplasmosis

定义：由刚地弓形虫（*Toxoplasma gondii*）引起的人兽共患性疾病。

中文：满天星现象

英文：gypsophila phenomenon

定义：弓形虫随血液播散至全脑造成的双侧大脑半球弥漫性分布的小脓肿，形似满天星，称为"满天星现象"（图 59-1）。

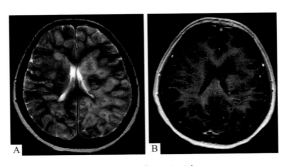

图 59-1 满天星现象

（A）MRI 平扫示双侧大脑半球弥漫性分布的小脓肿；（B）增强扫描示脓肿壁强化，即满天星现象

中文：向心性靶征

英文：concentric target sign

定义：弓形虫脑病于 T_2WI 或 FLAIR 序列上病灶由最中心的低信号区、中心高信号区及外周低信号区组成。经组织学证实该征象最中心的低信号区与出血有关，中间高信号区与最外周的低信号是富纤维的坏死伴外周水肿（图 59-2）。

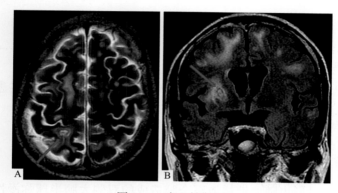

图 59-2　向心性靶征

MRI T_2WI（A）及 FLAIR（B）示右侧顶叶可见最中心低信号，中心高信号及外周低信号病变，病变呈向心性靶征

（王慧颖　李宏艳　夏　爽）

参 考 文 献

陈枫，赵大伟，李宏军，等. 急性病毒性肝炎的 CT 及 MRI 表现 [J]. 放射学实践，2014, 29 (8): 965-969.

戴小平，彭德昌，汪建辉，等. 肾综合征出血热的腹部 CT 表现 [J]. 放射学实践，2014, 29 (1): 69-72.

邓莹莹，黄华，袁静，等. 人感染 H7N9 禽流感病毒性肺炎临床影像学诊断及疗效评价 [J]. 新发传染病电子杂志，2017, 2 (1): 46-49.

丁晓辉，龚向阳. MR DWI 与常规 MRI 对 Creutzfeldt-Jakob 病的诊断价值比较 [J]. 临床放射学杂志，2012, 31 (10): 1390-1392.

高宏，高培毅，王振常. 医学影像规范用语 [M]. 北京：人民卫生出版社，2021.

高长泰，陈国华，夏爽，等. 克雅氏病的综合影像学表现及影像学特征文献复习 [J]. 中国临床医学影像杂志，2019, 30 (11): 817-820.

龚震宇，龚训良. 2019 年全球中东呼吸综合征疫情概况 [J]. 疾病监测，2020, 35 (1): 90-91.

国家卫生健康委员会.《新型冠状病毒肺炎诊疗方案（试行第八版）》[EB/OL]. 2020.

韩萍，于春水. 医学影像诊断学 [M]. 4 版. 北京：人民卫生出版社，2017.

胡天丽，刘晋新. 登革热的临床影像学表现 [J]. 新发传染病电子杂志，2017, 2 (4): 240-243.

金宝荣，张越，张秀梅. 流动现象和流动运动伪影的产生机制及补偿对策 [J]. 数理医学杂志，2003, 16 (4): 351-352.

李德毅. 人工智能导论 [M]. 北京：中国科学技术出版社，2018.

李航，鲁植艳. 血吸虫病肝病影像学表现及研究进展 [J]. 中国血吸虫病防治杂志，2017, 29 (5): 656-659.

李宏军, 施裕新, 陆普选. 传染病影像学诊断指南 [M]. 北京: 人民卫生出版社, 2016.

李宏军. 寄生虫病影像学 [M]. 北京: 科学出版社, 2016.

李宏军. 实用传染病影像学 [M]. 北京: 人民卫生出版社, 2014.

李兰娟, 任红. 传染病学 [M]. 9 版. 北京: 人民卫生出版社, 2018.

李兰娟. 传染病学 [M]. 北京: 高等教育出版社, 2011.

李莉, 李宏军, 任美吉, 等. AIDS 与非 AIDS 患者神经梅毒影像表现对比分析 [J]. 首都医科大学学报, 2016, 37 (4): 460-464.

刘荣. 智能医学 [M]. 北京: 人民卫生出版社, 2018.

刘荣志, 夏克言. 医学影像解剖学 [M]. 北京: 科学出版社, 2015.

龙从杰. 全身 CT 与 MRI 征象诊断学 [M]. 北京: 人民军医出版社, 2008.

卢洁, 赵国光. 一体化 PET/MR 操作规范和临床应用 [M]. 北京: 人民卫生出版社, 2017.

毛德华, 高升, 李玉民. 不同分型脑囊尾蚴病患者影像学特征 [J]. 中国血吸虫病防治杂志, 2015, 27 (5): 513-516.

欧陕兴, 陆普选, 陆遥, 等. 新型冠状病毒肺炎影像诊断与人工智能 [M]. 北京: 清华大学出版社, 2020.

祁吉, 杨世杰. 当代放射学辞典 [M]. 北京: 人民卫生出版社, 2011.

全国科学技术名词审定委员会. 计算机科学技术名词 [M]. 3 版. 北京: 科学出版社, 2018.

全国信息技术标准化技术委员会. 信息技术词汇第 31 部分: 人工智能—机器学习 [S]. (GB/T 5271.31-2006) [2006-03-14].

施睿峰, 施纯子, 马倩, 等. 临床影像学在人感染 H7N9 禽流感诊治中的价值 [J]. 新发传染病电子杂志, 2016, 1 (1): 50-52.

史忠植. 人工智能 [M]. 北京: 机械工业出版社, 2016.

司炎辉, 刘保池. 艾滋病合并阿米巴肝脓肿及阿米巴肺脓肿一例 [J]. 中华实验和临床感染病杂志 (电子版), 2015, 9 (4): 555-556.

孙春锋, 缪小芬, 陆健, 等. 成人麻疹肺炎的 X 线表现分析 [J]. 放射学实践, 2006, 21 (4): 353-355.

唐光健, 李松年. 现代全身 CT 诊断学 [M]. 4 版. 北京: 中国医药科技出版社, 2019.

唐丽丽 , 刘白鹭 , 舒圣捷 , 等 . 布氏杆菌病性脊柱炎的影像学诊断 [J]. 中国
　　医学影像学杂志 , 2013 (6): 414-416.

唐子惠 . 医学人工智能导论 [M]. 上海 : 上海科学技术出版社 , 2020.

田德峰 , 杨宏伟 , 庄静文 , 等 . 选择一体化 PET/MR 小病灶图像重建方案
　　[J]. 中国医学影像技术 , 2020, 36 (4): 596-600.

王贵海 , 罗晓文 . 肺出血型钩端螺旋体病的 X 线表现 [J]. 中国中医药现代
　　远程教育 , 2009, 75 (7): 40-41.

王继刚 , 朱永平 , 徐承超 , 等 . 青蒿素的研究历程与价值 [J]. 新发传染病电
　　子杂志 , 2019, 4 (4): 193-195.

卫生部 . 脊髓灰质炎诊断标准 (WS 294—2008) [S]. [2008-12-11].

温浩 . 包虫病学 [M]. 北京 : 人民卫生出版社 , 2015.

武杰 , 袁航英 , 严峻 , 等 . 医用核磁共振成像设备的风险因素分析与管理
　　[J]. 中国医学物理学杂志 , 2014, 31 (3): 4918-4919, 4928.

武小鹏 , 牛广明 , 高阳 . 布氏杆菌性脊柱炎的磁共振研究进展 [J]. 磁共振成
　　像 , 2017, 8 (4): 317-320.

谢汝明 , 关春爽 , 陈步东 . 鼠疫的流行病学与临床 [J]. 新发传染病电子杂
　　志 , 2020, 5 (1): 43-46, 50.

徐克 , 龚启勇 , 韩萍 . 医学影像学 [M]. 8 版 . 北京 : 人民卫生出版社 , 2018.

徐六生 . 急性出血性结膜炎的临床特点及预防 [J]. 中国临床医学 , 2002 (9):
　　322-323.

许美 , 雷炎玲 , 谭锟 , 等 . 住院患儿百日咳相关性肺炎 309 例临床分析 [J].
　　中华儿科杂志 , 2018, 56 (9): 686-690.

杨昆 . PET/CT 基本原理与技术 [M]. 上海 : 上海交通大学出版社 , 2018.

杨绍基 , 任红 . 传染病学 [M]. 7 版 . 北京 : 人民卫生出版社 , 2008.

医学名词审定委员会地方病学名词审定分委员会 . 地方病学名词 [M]. 北
　　京 : 科学出版社 , 2016.

医学名词审定委员会放射医学与防护名词审定分委员会 . 放射医学与防护
　　名词 [M]. 北京 : 科学出版社 , 2014.

医学名词审定委员会感染病学名词审定分委员会 . 感染病学名词 [M]. 北
　　京 : 科学出版社 , 2020.

医学名词审定委员会核医学名词审定分委员会 . 核医学名词 [M]. 北京 : 科

学出版社, 2018.

医学名词审定委员会呼吸病学名词审定分委员会. 呼吸病学名词 [M]. 北京：科学出版社, 2018.

医学名词审定委员会结核病学名词审定分委员会. 结核病学名词 [M]. 北京：科学出版社, 2019.

医学名词审定委员会神经病学名词审定分委员会. 神经病学名词 [M]. 北京：科学出版社, 2020.

医学名词审定委员会医学影像技术学名词审定分委员会. 医学影像技术学名词 [M]. 北京：科学出版社, 2020.

于兹喜. 医学影像检查技术学 [M]. 北京：人民卫生出版社, 2017.

余建明, 高剑波, 李真林, 等. 实用医学影像技术学 [M]. 北京：人民卫生出版社, 2015.

臧炜, 陈颖丹, 朱慧慧, 等.《蛔虫病诊断》(WS/565—2017) 解读 [J]. 中国血吸虫病防治杂志, 2019, 31 (2): 207-209.

张丹庆, 王明磊, 赵超云, 等. 成人流行性乙型脑炎头颅磁共振成像的表现特征 [J]. 中华传染病杂志, 2019 (4): 204-208.

中华人民共和国国家卫生和计划生育委员会. 肺结核诊断标准 (WS 288—2017) [J]. 新发传染病电子杂志, 2018, 3 (1): 59-61.

中华人民共和国国家卫生和计划生育委员会. 结核病分类 (WS 196—2017) [J]. 新发传染病电子杂志, 2018, 3 (3): 191-192.

中华人民共和国国家质量监督检验检疫总局, 中国国家标准化管理委员会. 信息技术　大数据　术语 [S]. (GB/T 35295—2017) [2017-12-29].

中华医学会放射分会传染病放射学专业委员会. 肺结核分级诊断影像学诊断专家共识 [J]. 新发传染病电子杂志, 2018, 3 (2): 118-127.

中华医学会放射学分会传染病学组, 中国医师协会放射医师分会感染影像专委会, 中国研究型医院学会感染与炎症放射学分会等. 新型冠状病毒感染的肺炎影像学诊断指南 (2020 第一版) [J]. 医学新知, 2020, 30 (1): 22-34.

中华医学会放射学分会传染病学组, 中国医师协会放射医师分会感染影像专业委员会, 中国研究型医院学会感染与炎症放射学专业委员会, 等. 乙型肝炎病毒相关早期肝细胞癌影像学检查与诊断标准共识 [J]. 临床肝胆病杂志, 2021, 37(4): 787-791.

中华医学会放射学分会传染病学组, 中国医师协会放射医师分会感染影像专业委员会, 中国研究型医院学会感染与炎症放射专业委员会, 等. 肺结核影像诊断标准 [J]. 临床放射学杂志, 2020, 39 (11): 2142-2146.

中华医学会放射学分会传染病学组, 中国医师协会放射医师分会感染影像专业委员会, 中国研究型医院学会感染与炎症放射专业委员会, 等. 获得性免疫缺陷综合征相关肺结核影像诊断标准专家共识 [J]. 中华医学杂志, 2021, 101(37): 2962-2967.

中华医学会放射学分会传染病学组, 中国医师协会放射医师分会感染影像专业委员会. 获得性免疫缺陷综合征相关脑弓形虫病的影像诊断专家共识 [J]. 中华放射学杂志, 2021, 55(4): 347-351.

中华医学会放射学分会传染病影像学组, 中国医师协会放射医师分会感染影像专委会. 肝包虫病影像学诊断专家共识 [J]. 中华放射学杂志, 2021, 55(1): 5-11.

中华医学会放射学分会心胸学组. 低剂量螺旋 CT 肺癌筛查专家共识 [J]. 中华放射学杂志, 2015, 49 (5): 328-335.

中华医学会感染病学分会, 中华医学会热带病与寄生虫学分会, 中华中医药学会急诊分会. 中国登革热临床诊断和治疗指南 [J]. 中华临床感染病杂志, 2018, 11 (5): 321-329.

周颖. CT 平扫及增强扫描对慢性病毒性肝炎患者肝炎分级的判断价值 [J]. 中国 CT 和 MRI 杂志, 2016, 14 (8): 31-33.

ABU K A, AMER A O. Factors mediating environmental biofilm formation by legionella pneumophila [J]. Front Cell Infect Microbiol, 2018, 27 (8): 38.

AMAN D, GAURI P. Teaching neuroImages: lyme disease presenting as bannwarth syndrome [J]. Neurology, 2018, 91 (15): 1459-1460.

BANSAL S, GOYAL M, MODI M, et al. Eccentric target sign of cerebral toxoplasmosis [J]. Qjm, 2016, 109 (8): 71.

BERKOWITZ S J, WEI J L, HALABI S. Migrating to the modern PACS: challenges and opportunities [J]. Radiographics, 2018, 38 (6): 1761-1772.

BHUTANI N, KAJAL P. Hepatic echinococcosis: a review [J]. Ann Med Surg (Lond), 2018, 36 (6): 99-105.

BIZHANI N, HASHEMI H S, MOHAMMADI N, et al. Human cysticercosis in Asia: a systematic review and meta-analysis [J]. Iran J Public Health, 2020, 49 (10): 1839-1847.

CAVALLERO E, PIRANI V, CESARI C, et al. Multimodal imaging analysis of acute syphilitic posterior placoid chorioretinitis: a case report [J]. Ophthalmic Surg Lasers Imaging Retina, 2019, 50 (6): 179-184.

CHAI W, HO M G R. Disseminated varicella zoster virus encephalitis [J]. Lancet, 2014, 384 (9955): 1698.

DAVIS N F, MCGUIRE B B, MAHON J A, et al. The increasing incidence of mumps orchitis: a comprehensive review [J]. BJU Int, 2010, 105 (8): 1060-1065.

FONTI R, CONSON M, DEL VECCHIO S. PET/CT in radiation oncology [J]. Semin Oncol, 2019, 46 (3): 202-209.

GANESH A, HOYTE L C, AGHA-KHANI Y, et al. Teaching neuroimages: DWI and EEG findings in creutzfeldt-jakob disease [J]. Neurology, 2018, 90 (16): 1450-1451.

GARG R K, MAHADEVAN A, MALHOTRA H S, et al. Subacute sclerosing panencephalitis [J]. Rev Med Virol, 2019, 29 (5): e2058.

GATZOULIS M A, LANDZBERG M, BEGHETTI M, et al. Study investigators, evaluation of macitentan in patients with eisenmenger syndrome [J]. Circulation, 2019, 139 (1): 51-63.

HABOT-WILNER Z, TRIVIZKI O, GOLDSTEIN M, et al. Cat-scratch disease: ocular manifestations and treatment outcome [J]. Acta Ophthalmol, 2018, 96 (4): 524-532.

HO M, CHEN E R, HSU K H, et al. An epidemic of enterovirus 71 infection in Taiwan [J]. N Engl J Med, 1999, 341 (13): 929-935.

KAUFMAN H W, GIFT T L, KREISEL K, et al. Chlamydia and gonorrhea: shifting age-based positivity among young females, 2010—2017 [J]. Am J Prev Med, 2020, 59 (5): 697-703.

KU M C, SUH S I, LEE H J, et al. Hemorrhagic fever with renal syndrome-related encephalopathy: magnetic resonance imaging findings [J]. Clin

Imaging, 2015, 39 (6): 975-978.

KUMAR G G, MAHADEVAN A, GURUPRASAD A S, et al. Eccentric target sign in cerebral toxoplasmosis: neuropathological correlate to the imaging feature [J]. Journal of Magnetic Resonance Imaging, 2010, 31 (6): 1469-1472.

KUMAR V, SURVE A, KUMAR P, et al. Submacular cysticercosis [J]. Eur J Ophthalmol, 2020, 30 (5): 58-61.

LAING S K, GRIFFITHS U, RAZA A A, et al. An investment case for maternal and neonatal tetanus elimination [J]. Vaccine, 2020, 38 (9): 2241-2249.

LI J, DONG J, YANG L, et al. Comparison of ^{18}F fluorodeoxyglucose positron emission tomography and contrast-enhanced ultrasound for evaluation of hepatic alveolar echinococcosis activity [J]. Ultrasound Med Biol, 2018, 44: 2199-2208.

LI Y F, LI D B, SHAO H S, et al. Plague in China 2014-All sporadic case report of pneumonic plague [J]. BMC Infect Dis, 2016, 16: 85.

LINDLAND E S, SOLHEIM A M, ANDREASSEN S, et al. Imaging in lyme neuroborreliosis [J]. Insights Into Imaging, 2018, 9 (5): 833-844.

LIU W, DELABROUSSE É, BLAGOSKLONOV O, et al. Innovation in hepatic alveolar echinococcosis imaging: best use of old tools, and necessary evaluation of new ones [J]. Parasite, 2014, 21: 74.

MACINTYRE C R, DYDA A, BUI C M, et al. Rolling epidemic of Legionnaires'disease outbreaks in small geographic areas [J]. Emerg Microbes Infect, 2018, 7 (1): 36.

MATTHEW P M, RONCAROLI F, WALDMAN A, et al. A practical review of the neuropathology and neuroimaging of multiple sclerosis [J]. Practical neurology, 2016, 16 (4): 279-287.

MEKKI M, ELEY B, HARDIE D, et al. Subacute sclerosing panencephalitis: clinical phenotype, epidemiology, and preventive interventions [J]. Dev Med Child Neurol, 2019, 61 (10): 1139-1144.

MIYOKAWA R, ARONOWITZ P. Varicella pneumonia in an immunocompetent adult [J]. Journal of General Internal Medicine, 2019, 34 (11): 2682-2683.

NAGEL M A, GILDEN D. Neurological complications of VZV reactivation [J]. Current opinion in neurology, 2014, 27 (3): 356-360.

NUMAZAKI K, FUJIKAWA T. Intracranial calcification with congenital rubella syndrome in a mother with serologic immunity [J]. J Child Neurol, 2013, 18 (4): 296-297.

PECHOUS R D, SIVARAMAN V, STASULLI N M, et al. Pneumonic plague: the darker side of yersinia pestis [J]. Trends Microbiol, 2016, 24 (3): 190-197.

RANAIVOZANANY D, RENAUD B, LUCEY D. Containing pneumonic plague [J]. BMJ, 2020, 368: l7072.

RATCHFORD J N, COSTELLO K, REICH D S, et al. Varicella-zoster virus encephalitis and vasculopathy in a patient treated with fingolimod [J]. Neurology, 2012, 79 (19): 2002-2004.

SAKATA M, MORI Y. The life cycle of Rubella Virus [J].Uirusu, 2014, 62 (2): 137-146.

SCATURRO M, LOSARDO M, DE PONTE G, et al. Comparison of three molecular methods used for subtyping of Legionella pneumophila strains isolated during an epidemic of Legionellosis in Rome [J]. J Clin Microbiol, 2005, 43 (10): 5348-5350.

SCHOINI P, KARAMPITSAKOS T, AVDIKOU M, et al. Measles pneumonitis [J]. Adv Respir Med, 2019, 87 (1): 63-67.

SHETTY G S, SOLANKI R S, PRABHU S M, et al. Filarial dance——sonographic sign of filarial infection [J]. Pediatr Radiol, 2012, 42 (4): 486-487.

SOOD V, CHAUDHARI S R, BORLE D, et al. Cystic presentation of hepatic schistosomiasis [J]. The Indian Journal of Pediatrics, 2017, 85 (4): 313-315.

TU L, LIU X, GU W, et al. Imaging-assisted diagnosis and characteristics of suspected spinal brucellosis: a retrospective study of 72 cases [J].MedSci Monit, 2018, 29 (24): 2647-2654.

WAJID, HAFEEZ S, RAJALAKSHMI S, et al. Role of computed tomography of abdomen in difficult to diagnose typhoid fever: a case series [J]. Tropical doctor, 2018, 48 (2): 116-122.

WEIL A A, RYAN E T. Cholera: recent updates [J]. Curr Opin Infect Dis, 2018, 31 (5): 455-461.

YAGYU H, NAKAMURA H, TSUCHIDA F, et al. Chest CT findings and clinical features in mild Legionella pneumonia [J]. Intern Med, 2003, 42 (6): 477-482.

ZENG H, WEN F, GAN Y, et al. MRI and associated clinical characteristics of EV71-induced brainstem encephalitis in children with hand-foot-mouth disease [J]. Neuroradiology, 2012, 54 (6): 623-630.

ZENG H, WEN F, HUANG W, et al. New findings, classification and long-term follow-up study based on MRI characterization of brainstem encephalitis induced by enterovirus 71 [J]. PLoS One, 2016, 11 (10): e0162877.

ZHANG H, LIU X, YU P, et al. Dynamic CT assessment of disease change and prognosis of patients with moderate COVID-19 pneumonia [J]. J X-ray Sci Technol, 2020, 28 (5): 851-861.

ZUBAIR A S, HUNT C, WATSON J, et al. Imaging findings in patients with zoster-associated plexopathy [J]. AJNR. American journal of neuroradiology, 2017, 38 (6): 1248-1251.

索　引